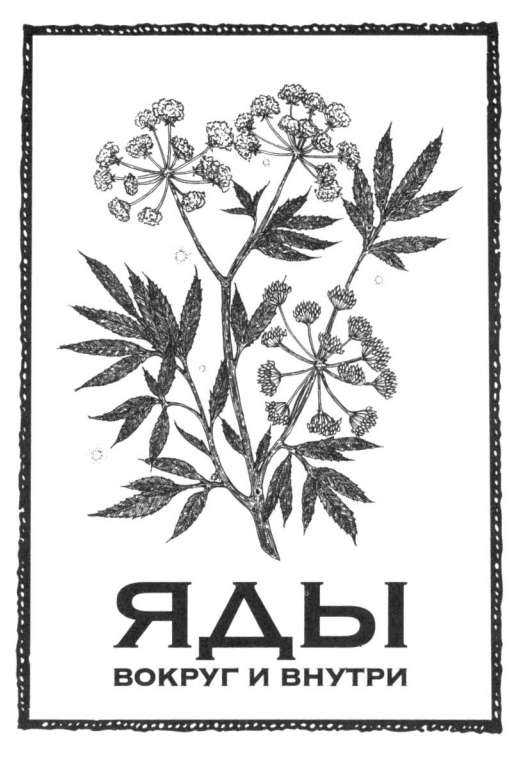

ЯДЫ
ВОКРУГ И ВНУТРИ

毒物图鉴
我们身边的危险

[俄罗斯] 萨基纳·齐纳洛娃 著绘

刘丹妮 译

贵州出版集团
贵州教育出版社
·贵阳·

图书在版编目（ＣＩＰ）数据

毒物图鉴：我们身边的危险 /(俄罗斯) 萨基纳·齐纳洛娃著绘；刘丹妮译. -- 贵阳：贵州教育出版社，2025. 4. （2025.7重印）-- ISBN 978-7-5456-1957-7

Ⅰ. R99-49

中国国家版本馆CIP数据核字第2025RQ6755号

© Sakina Zeynalova, text and illustrations, 2021
First published by Eksmo Publishing House in 2021. The simplified Chinese translation rights arranged through Rightol Media（本书中文简体版权经由锐拓传媒取得 Email: copytight@rightol.com）

本书简体中文版权归属于银杏树下（上海）图书有限责任公司
著作权合同登记号　图字：22-2024-139

DUWU TUJIAN: WOMEN SHENBIAN DE WEIXIAN
毒物图鉴：我们身边的危险
[俄罗斯] 萨基纳·齐纳洛娃 著绘
刘丹妮 译

出 版 人：谢亚鹏
选题策划：后浪出版公司
出版统筹：吴兴元
编辑统筹：尚　飞
责任编辑：曹　梅　毛瑞霆
特约编辑：何子怡　陈丹正
营销统筹：陈高蒙
营销编辑：陈子晨
封面设计：墨白空间·瑞文舟
出版发行：贵州教育出版社有限公司
地　　址：贵州省贵阳市观山湖区会展东路 SOHO 区 A 座
印　　刷：河北中科印刷科技发展有限公司
版　　次：2025 年 4 月第 1 版
印　　次：2025 年 7 月第 2 次印刷
开　　本：889毫米×1194毫米　1/32
印　　张：8.375
字　　数：169千字
书　　号：ISBN 978-7-5456-1957-7
定　　价：59.80元

后浪出版咨询(北京)有限责任公司　版权所有，侵权必究
投诉信箱：editor@hinabook.com　fawu@hinabook.com
未经许可，不得以任何方式复制或抄袭本书部分或全部内容
本书若有印、装质量问题，请与本公司联系调换，电话 010-64072833

目　录

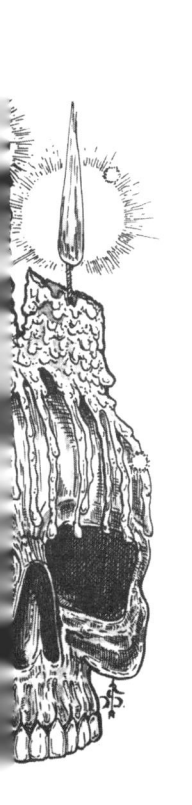

序　言 1
毒物简史 3
基本术语与概念 11

有毒植物 17
 独活 22
 颠茄 25
 天仙子 30
 箭毒马钱 33
 毒芹 37
 毛地黄 40
 乌头 44
 阿尔泰藜芦 47
 蓖麻和相思子 50
 毒参 53
 瑞香 56
 翠雀 59
 夹竹桃 63
 毒藤 66

I

四叶重楼............................. 69

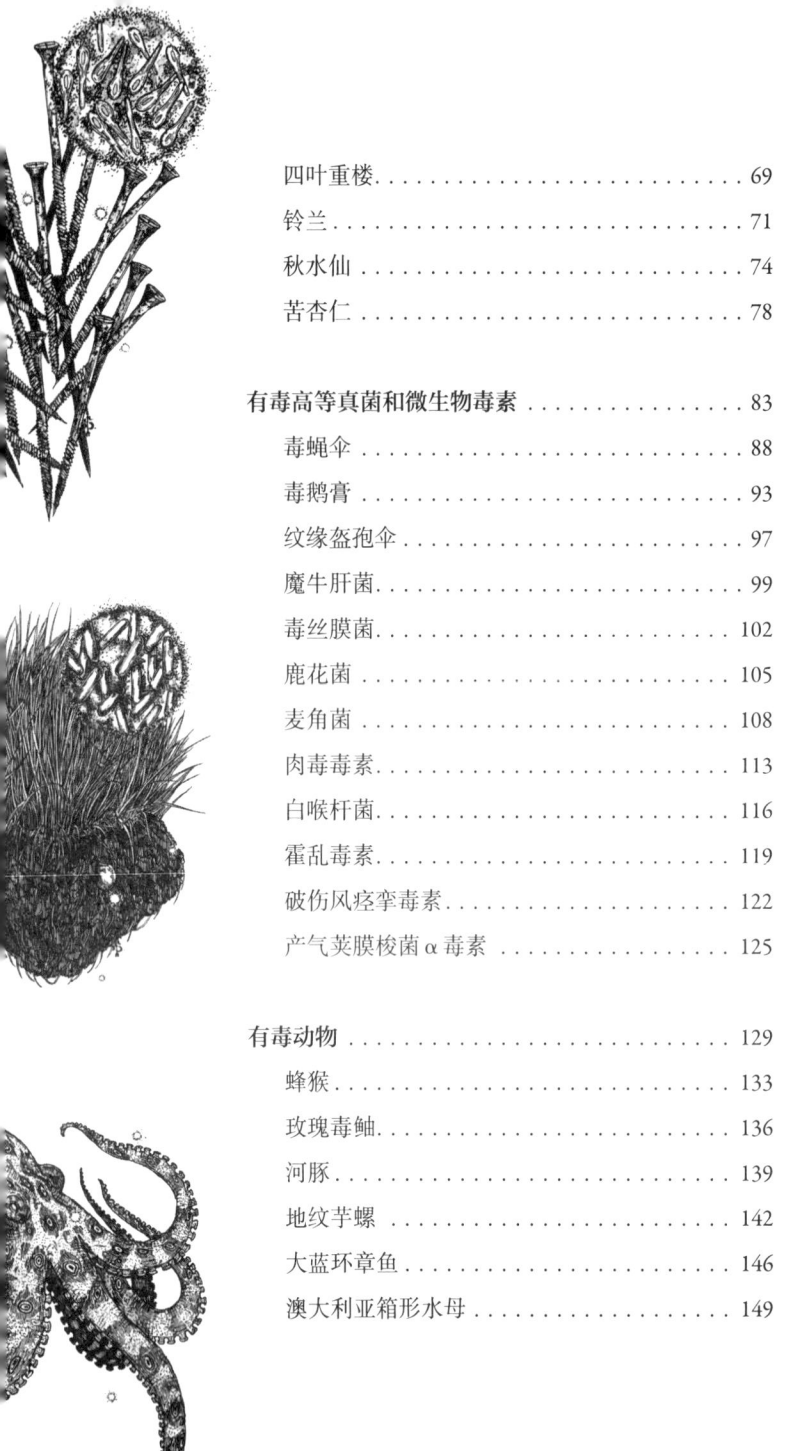

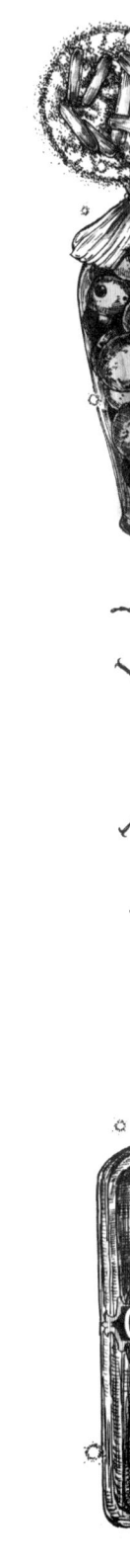

　　铃兰................................. 71

　　秋水仙............................... 74

　　苦杏仁............................... 78

有毒高等真菌和微生物毒素............. 83

　　毒蝇伞............................... 88

　　毒鹅膏............................... 93

　　纹缘盔孢伞........................... 97

　　魔牛肝菌............................. 99

　　毒丝膜菌............................. 102

　　鹿花菌............................... 105

　　麦角菌............................... 108

　　肉毒毒素............................. 113

　　白喉杆菌............................. 116

　　霍乱毒素............................. 119

　　破伤风痉挛毒素....................... 122

　　产气荚膜梭菌α毒素................... 125

有毒动物............................. 129

　　蜂猴................................. 133

　　玫瑰毒鲉............................. 136

　　河豚................................. 139

　　地纹芋螺............................. 142

　　大蓝环章鱼........................... 146

　　澳大利亚箱形水母..................... 149

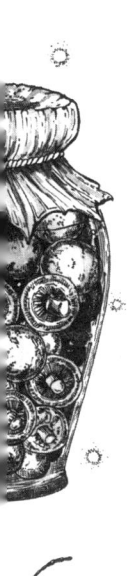

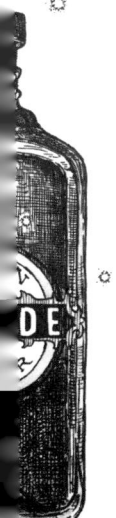

黑头林鵙鹟 152
西班牙绿芫菁 155
金色箭毒蛙 159
毒蜥 162
眼镜王蛇 165
内陆太攀蛇 168
巴西天蚕蛾幼虫 171
巴西流浪蜘蛛 174
以色列金蝎 177

无机与有机有毒物质 181
汞 186
一氧化碳 190
砷 193
铅 196
白磷 199
磷化氢 202
铊 205
甲醇 208
氰化物 212
苯 216
苯并芘 220
氟化氢 223
氯 226
TCDD 229
异狄氏剂 232

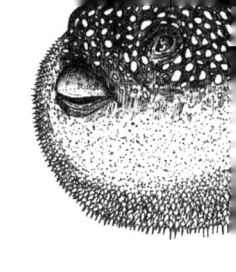

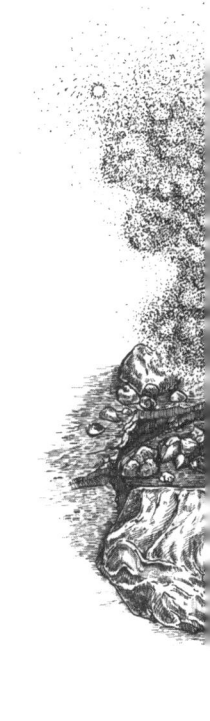

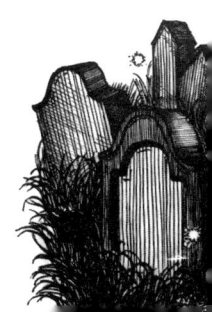

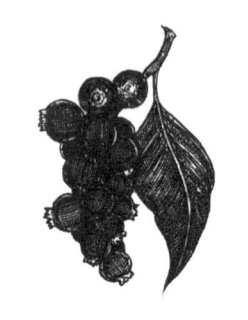

硫化氢 235
丙烯醛 238
光气 241
芥子气 244
路易氏剂 247
沙林、塔崩、维埃克斯与诺维乔克 250

结　语 257
致　谢 259

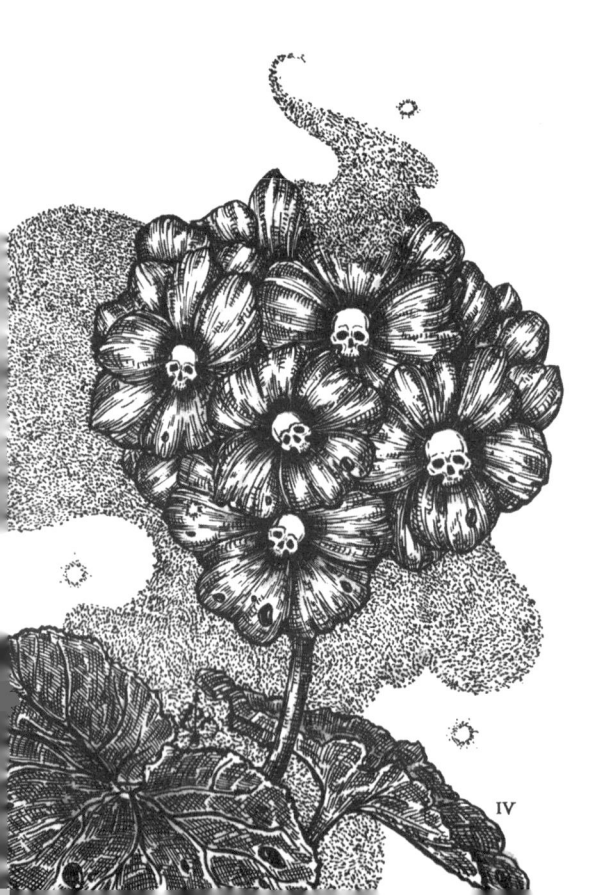

序　言

当我宣布要写一本关于毒物的书时，一些人惊诧道："如何制作毒药也会在书中出现吗？"也许要让大家失望了，因为这并不是一本毒师秘谱。书中罗列的所有资料都不是秘密，它们可以从科普文章、专著和百科全书中自由获取。

当读完这本书后，你就能了解到潜藏在我们生活各处的危险。在许多章节中，你可能会遇到一些唬人的、难以理解的化学公式——不要被吓倒。我很清楚，这些公式对大多数读者来说都没有太大的参考价值，但我并没有彻底阻止它们的出现。我想说，毒物并不是什么虚无缥缈的东西，它们有确切的结构式。一旦这些结构式稍有变化，毒物的性质和特点就会发生极大的改变。

而且，这是一本很特别的书，因为文字和插图的作者都是我。我竭力创作了一本有趣而美观的科普图书。

我尽量在每一章节中附上毒物的结构式，但有时这一点也很难做到：比如某种毒物可能是蛋白质，其结构难以把握，或者某种毒物由大量复杂的分子组成。在这些情况下，我就不会给出结构式，以免令诸君大脑"过载"。

在一些关于化学物质的章节中，我没有指明它们的分布。因为这些化合物可能存在于各处，它们没有特定的分布地区。微生物毒素也是如此。

  有时你可能看不到某种毒物半数致死量的确切数值。这是因为在写作的过程中,我没有找到可以呈现给读者的合理准确的数字。但是,抛开这些细节来看,这本书依然是一本有趣且内容丰富的书。

  祝诸君阅读愉快!

毒物简史

自古以来,一些毒物已为人类所知。如在观察蛇和蜘蛛捕食的过程中,人们发现它们身上存在"某种物质",这种物质能够在短时间内致人麻痹、瘫痪,甚至死亡。人们还发现野兽在进食某些浆果或杂草后,会很快死亡。随着时间的推移,人类对有毒动植物和菌类的知识不断积累。起初,人们在捕猎动物的工具上涂上毒药;后来,他们开始把这些毒药应用于自己的同伴。在古代,无论是古希腊还是古罗马,古埃及还是古代美索不达米亚,人类对毒物的使用已逐渐演变成一种完整的文化,远远超出了狩猎或杀敌的范畴。

公元前 399 年,古希腊伟大的哲学家苏格拉底(Socrates)在雅典因"亵渎神明和腐蚀青年的思想"而获罪,被判处死刑。依照当时的法令,他必须喝下毒参汁。而另一位古希腊著名的演说家德摩斯梯尼(Demosthenes)因不愿向敌人投降而服毒自杀。

埃及艳后克娄帕特拉七世(Cleopatra Ⅶ)在罗马获胜后也通过自杀结束了自己的生命。从古希腊历史学家的著作中,我们可以推断出她因被毒蛇咬伤而身亡。欧洲历史上最伟大的统帅之一——迦太基人汉尼拔(Hannibal),也因不愿向罗马人投降而服下一直藏于自己戒指中的毒药。

人们还曾为了争夺遗产、权力或仅出于个人敌意而相互投毒。古罗马历史学家提图斯·李维（Titus Livius）在其著作《建城以来史》（*Ab Urbe Condita*）中记述了关于100位出身名门的女毒师的故事。古罗马卡里古拉皇帝（Caligula）也因投毒而闻名：他在人们身上试毒，并给不合自己心意的元老们送去有毒的点心。

与用毒杀人的欲念一同滋长的还有靠毒生存的渴望。传说，本都王国的统治者之一米特拉达悌六世（Mithridates VI）非常害怕被人毒杀，所以通过服用毒药来使自己产生耐药性。他成功了！当米特拉达悌六世遭受被俘的威胁时，他喝下了毒药，但毒药对他不起作用。这位统治者最终只能死在自己侍从的剑下。传说米特拉达悌六世给他的亲信留下了由65种成分组成的万能解毒药方。这种解药是以他的名字命名的。在很长一段时间里，这个药方代代相传。渐渐地，药方的成分和剂量发生了变化，但有一点没有改变——直到18世纪中叶，医生们都将"米特拉达悌"作为治疗许多疾病和中毒症状的药方。这个药方的价值和它所承诺的效果一样神乎其神。但实际上，这种解毒剂没有任何积极作用，甚至可能致人死亡。

对毒药的狂热也是贵族阶层的特点之一。17世纪下半叶，法国一起牵涉国王路易十四（Louis XIV）身边众多贵族的投毒案也曾引起轰动。在这起"毒药事件"中，有218人被捕，随后其中的36人被处决。

一些人对毒药情有独钟，沉迷其中，成了真正的投毒者。例如，住在塞尔维亚的一位老妇人阿努伊卡，她不像其他老奶奶那样喜欢用馅饼招待客人，而是更喜欢打着出售神奇药水的幌子售卖含砷的毒药水。19世纪末至20世纪初，据估计，约有50～150人被她的"神奇灵药"毒死。来找阿努伊卡的基本都是婚姻出现问题的妇女，而这位老妇人从根本上解决了她们的婚姻问题：没有婚姻就没有问题。受害者均为已婚男性，他们饮下由妻子倒给他们的"药水"，有的妇女甚至不知道那是毒药。

毒药也深深吸引了日本的一个大规模投毒者。1948 年，他伪装成医生来到东京都丰岛郊区的一家银行支行，向众人宣布附近有人染上了痢疾（dysentery），他前来发放预防药物。然而这位投毒者给众人服用的并不是预防药物，而是氰化物。服下药物的银行工作人员因此失去了知觉，投毒者从银行里取出了十几万日元。这场投毒案导致了 12 人死亡。

有时，中毒也并不是由于某人的恶意，而是一种不幸的巧合：要么是水有问题，要么是食物中毒。例如，在 17—18 世纪，英国德文郡（Devonshire）居民患上了所谓的"德文郡绞痛"，这种绞痛表现为腹部剧痛，甚至可能致死。起初，这种疾病被归咎于苹果酒，因为该地区几乎所有居民都喝苹果酒。但在 1760 年，医生乔治·贝克（George Baker）注意到，"德文郡绞痛"的症状与铅中毒的症状十分相似。事实证明，苹果酒压榨机中曾被发现含有铅，当然，铅已经渗入了饮品中。当苹果酒生产过程中的铅被去除后，居民的"德文郡绞痛"就消失了。在法国普瓦图（Poitou）也发生过一个类似的故事，那里的人们也苦于腹绞痛——这种痛苦的中毒症状最终被查明与酿酒过程中用到的铅有关。

砷也经常出现在食品中。1858 年，在英国的布拉德福德市（City of Bradford），大约有 200 人因食用含砷的薄荷糖而中毒。最初，这些人的死因被归结于霍乱，但随着受害者数量的增加，人们最终意识到市场上的糖果才是导致悲剧发生的原因。制造商为了省钱，将制作糖果的原材料中的一部分换成了石膏，有一次，他们误将三氧化二砷（As_2O_3，俗称砒霜，有剧毒）当作石膏使用，致 21 人死亡。这一事件推动了 1868 年英国《药房法》（Pharmacy Act 1868）的推行，该法案严格限制了有毒物质的销售。

同样是在英国，1900 年，超过 6000 人被含砷的啤酒所毒害，70 人死亡。四个月内，许多人抱怨自己的四肢麻木无力。在很长一段时间里，医生将他们诊断为酒精中毒性多发性神经病（Alcoholic polyneuropathy），直到曼彻斯特大学（The University of Manchester）的欧内斯特·雷诺兹（Ernest Reynolds）教授注意到这些症状与砷中毒相似，对此进行调查，才发现啤酒中的转化糖是罪魁祸首。

由于改用质量较差的原料，用于酿造啤酒的糖含有砷杂质。因此，砷也混入了啤酒中。一经曝光，立刻有人提起相关刑事诉讼。当然，并没有人因此而少喝啤酒。

1940 年，瑞士军队中有 74 名士兵和 10 名平民因磷酸三甲酯（$C_3H_9O_4P$，是冷却剂的一种成分）而中毒。目前还不清楚含磷酸三甲酯的机枪液是如何进入烹饪用的花生油中的。中毒的士兵们失去了行走能力，有些伤害甚至是不可逆的。

当然，人们也曾因摄入少量不宜食用的物质而中毒，如工业酒精、古龙水等。因此许多病患才意识到不应该随便把任何东西放进嘴里。

但不只是食物，过去的治疗方法也很激进：涂抹不知用什么制成的药膏、可疑的药方、汞蒸气、冷敷的铅、神秘的催吐剂和泻药。在今天看来，这一切都很疯狂，但曾经的医疗状况就是这样。

随着工业的发展，各类仪器的设计更为复杂，制造过程中使用的物质也在增加。有时，这些有毒和危险的化合物，会泄漏到环境中。

有害的蒸气未经中和就被释放出来,有毒的液体被随意地倾倒进河流。这样做并不总是出于恶意:生产者往往不知道其中的危险性,但人对其应负的责任不能因无知而被免除。

在日本,有这样一些因工业废物处理不当引起的疾病。

- 痛痛病:一种影响骨骼和关节,伴有严重疼痛的疾病。采矿公司将镉倾倒在河里,引起当地居民镉中毒。有记录显示,第一次大规模暴发在 1912 年。
- 水俣病:一种由甲基汞引起的神经系统疾病。1956 年在日本熊本县水俣市首次发现。多年来,智索(Chisso)公司的化工厂向水俣湾排放含甲基汞的污水,致使当地居民食用的鱼类中毒。因当时只有猫和狗死亡,这一现象起初并未引起人们注意。但从某个时候开始,共济失调,视力、听力及言语障碍开始影响当地居民。截至 2001 年,水俣病已经造成 1784 人死亡。
- 新潟水俣病:一种由严重的甲基汞中毒引起的神经系统综合征,首次暴发于 1965 年。二甲基汞被释放到日本的阿贺野川流域,导致它在鱼类中积累,然后进入人体。690 人因麻木、虚弱、视觉和听觉障碍而寻求医疗帮助。
- 四日市哮喘:一种由二氧化硫(SO_2)引起的肺部疾病。1960—1972 年,四日市上空出现了二氧化硫烟雾。污染的来源是炼油厂,它们没有适当地净化石油中的硫化合物。

以上案例均属于计划好的排放行为,由于相关知识的匮乏,可能在当时这些物质被认为是安全的。然而,被排放的有毒物质最终还是导致了事故的发生。

1976 年,意大利塞维索市(Seveso)一家化工厂也发生了此类事故。由于这次事故,方圆 18 千米内的地区被二噁英污染(该物质将在后文以单独的章节阐述)。事故发生后,数以万计的人寻求医疗救助,癌症患者的数量急剧增加。

世界上最严重的化学事故之一是印度的异氰酸甲酯(C_2H_3NO)泄漏事件。1984 年 12 月 2 日至 3 日的晚上,美国联合碳化物公司(Union Carbide Corporation)在印度博帕尔市(Bhopal)的工厂发生了气体泄漏。这场灾难是由公司的疏忽造成的:有老旧的储槽、缺失的技术维护、工人生疏的业务技能等因素。毒气泄漏并笼罩了附近的居民区。人们没有被告知过在这种情况下应该如何行事,所以他们惊慌失措地逃跑,但在逃跑的过程中,他们吸入越来越多的毒气,许多人因此窒息而死。大约 50 万人受到严重影响。这场化工界的"切尔诺贝利"事件在事故当天至少夺去了 5300 人的生命,在随后的几个月和几年里,又有数万人因此而失去生命。[1]

在俄罗斯也曾发生过灾难。1988 年,一列货物列车在雅罗斯拉夫尔(Yaroslavl)发生脱轨事故,七节车厢翻车,其中三节载有庚基化合物(火箭燃料的一种有毒且易挥发的成分)。超过 700 升的液体泄漏至道路上。此次事故涉及约 1000 人,其中约 50 人在事故发生后寻求医疗救助。

类似的灾难直至近年仍有发生。2020 年 5 月,印度生产聚苯乙烯的 LG 聚合物工厂发生了一起工业事故。由于设备维护不及时、工

---

[1] 在其他类型的毒物中,放射性元素占有特殊地位。但我们不会在这本书中谈论它们或与它们有关的灾难。即使我不写,也有很多人提供关于它们的资料。——作者注

厂在新冠病毒疫情期间化学品储存不当以及人为疏忽，博帕尔的悲剧再次上演。苯燃烧时产生的烟雾扩散到方圆3千米的范围内。附近的人们出现了呼吸困难、眼睛灼热的症状。11人被正式宣告死亡，约1000人受伤。

今天，在我们看来显而易见的安全规则都是用鲜血写就的，因此必须吸取历史教训，学会如何与有毒物质正确相处。

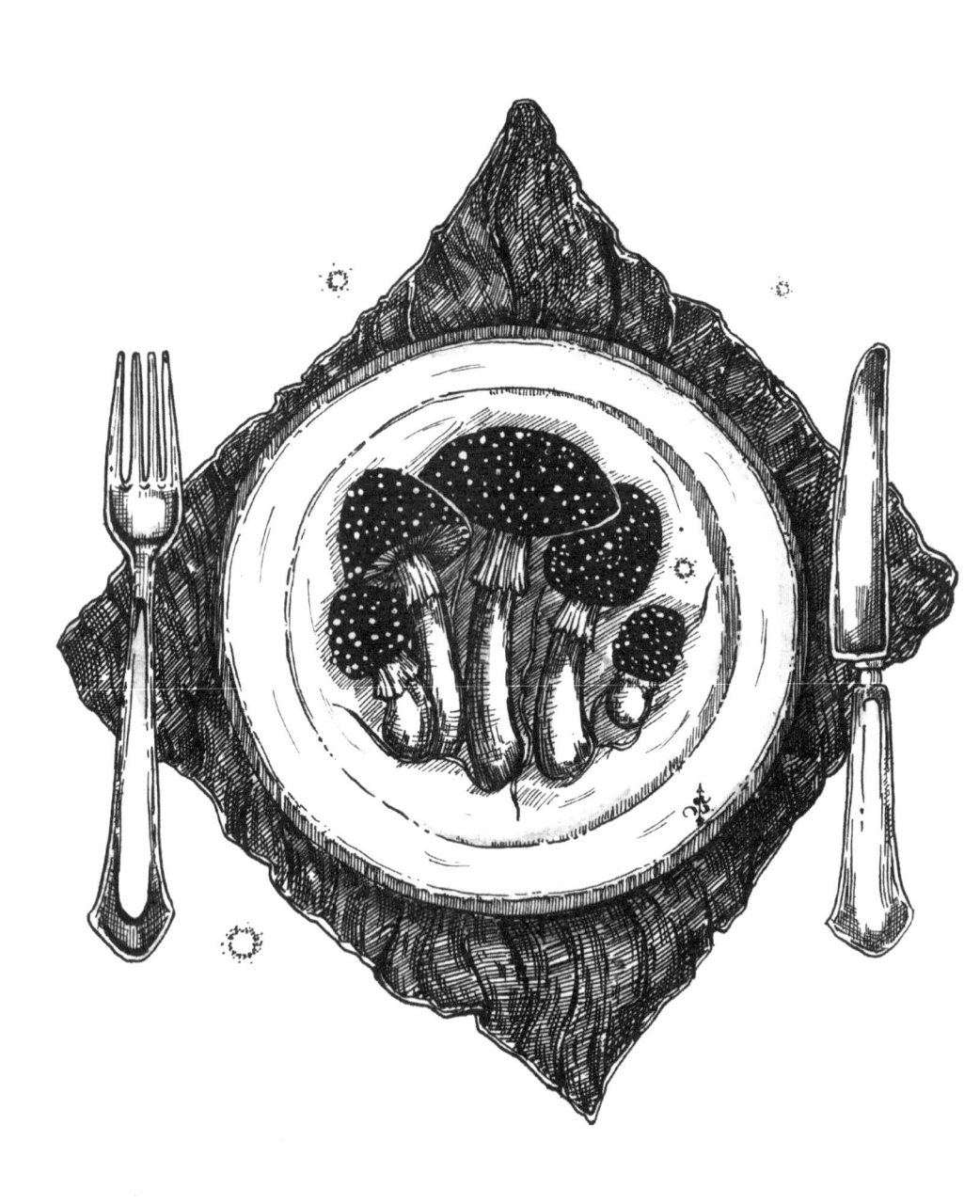

基本术语与概念

毒物,指进入机体后能够引发疾病或导致死亡的较小剂量的物质。毒物可由动物(如鱼类、鸟类)、植物以及微生物产生。它不仅存在于自然界,还可由人工合成。也就是说,毒物既包括生物毒物也包括非生物毒物。

毒素是由生物体产生的毒物。例如,破伤风毒素或眼镜王蛇毒。在经典的定义中,毒素只有蛋白质,但现在它的定义更加广泛。

医学中有一个完整的分支,该分支研究有毒物质及其对生物体的影响和治疗方法。这一分支被称为毒理学。

毒素具有生物活性,有些具有**选择性**和针对性(如神经性毒剂),有些会毒害整个机体(一般中毒性毒剂)。

毒物数量庞杂,可以根据不同的标准对它们进行分类。

根据**来源**,毒物可分为:

- 细菌毒素;
- 植物毒素和真菌毒素;
- 动物毒素;
- 非生物毒物;
- 合成毒物。

根据**对机体产生影响的性质**，毒物可分为：
- 一般中毒性毒物；
- 刺激性毒物；
- 致敏毒物；
- 致癌毒物；
- 诱变毒物；
- 生殖毒物。

根据**毒性**，毒物可分为：
- 低毒；
- 中等毒；
- 高毒；
- 剧毒。

毒物的**活性**和**毒性**取决于它们的化学结构、颗粒大小和溶解度。例如，气体毒物比通过胃肠道随食物吸收的液体毒物作用要快得多。对于固体毒物来说，颗粒大小起着重要的作用：颗粒越小，比表面积越大，化学反应发生得越快。脂溶性毒物可以通过皮肤渗透到体内，并容易通过细胞膜进入细胞。同时，有毒的水溶性化合物的毒性作用取决于其解离程度（分解成离子的能力）。

有些物质在直接进入血液时可能有极大的毒性，但通过胃被吸收时却完全安全。因此，我们不仅要区分物质本身，还要区分**它们进入机体的途径**才有意义：
- 口服：经口摄入毒物。这是导致食物中毒和生活中毒最常见的方式。

- 吸入：气态或气溶胶形式的毒物通过吸入进入机体。
- 通过皮肤和黏膜：一些脂溶性毒物可通过皮肤进入机体。此外，（皮肤上的）裂口和烧伤也为毒物进入机体创造了更多机会。
- 肠外途径：毒物通过注射进入机体。
- 胎盘：毒物通过胎盘屏障从母体进入胎儿体内。

这些只是其中的一些分类方法，在科学界还有很多分类。

当毒物进入生物体时，就会发生**中毒**。中毒是指摄入毒物引起的身体重要功能的损害。中毒可以有不同的表现，这取决于引起中毒的物质、剂量及毒物进入生物体的途径。

如果是单次中毒，且毒物大量进入体内，就属于**急性中毒**。急性中毒症状十分严重，会快速致人死亡。例如，被毒蛇咬伤、在火灾中大量吸入一氧化碳等都属于急性中毒。

长期多次摄入少量有毒物质则会引发生物体慢性中毒。慢性中毒是毒物在体内蓄积导致的，如长时间和汞接触会导致慢性汞中毒。慢性中毒也会致死，但它过程较为缓慢，容易被忽视。

有毒物质对生物体的影响程度由**摄取剂量**决定。可把摄取剂量分为以下几种类型：

- **治疗剂量**：具有某种治疗效果的剂量。并非所有的毒物都有这种治疗效果，但许多毒物都有。
- **中毒剂量**：物质引起生物体病理变化的非致命剂量。
- **致死剂量**：物质导致一定比例生物体死亡的剂量。

对于使用治疗剂量的药物来说，我们应了解摄取多少有毒物质不会对生物体造成伤害。**半数致死量**[1]，即 LD_{50}，用于比较毒性，是药物毒理学中针对所有物质的测定值。它是一种平均剂量，在摄入后，50% 的实验动物会在 3 天内死亡。但有时 3 天无法确定 LD_{50}，需要对实验动物进行 14 天的观察。LD_{50} 以动物每千克体重所使用的毒物毫克数表示。然而，同一物质的 LD_{50} 值会因动物种类和给药途径的不同而产生差异。因此，除了半数致死量外，还要说明摄入的途径。例如，小鼠和兔子由于新陈代谢率及从体内排出毒物的速率不同，所以半数致死量也不一样，这表明不同物种的动物对毒物的敏感性不同。

有毒物质的毒理作用取决于**生物有机物结构中的受体**，即能够与进入体内的有毒物质发生作用的分子。如果某生物体内没有这种分子，该有毒物质就不会对该生物机体造成伤害。为什么有些动物能以有毒植物或其他有毒动物为食，就是因为它们没有这些毒物的受体，或机体结构发生了变化。

以上是一些基本概念，在我们阅读本书时将会用到它们。现在，我们将深入了解毒物的品种、分类以及它们因剂量不同而导致的处理方法的差异。

---

[1] 在本书中可能会看到"致命"或"致死剂量"的说法。这两种说法指的都是 LD_{50} 的数值，本人有意采用了简化的表述。——作者注

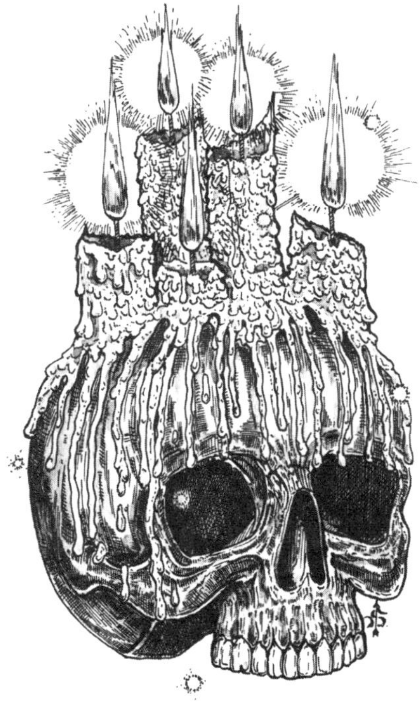

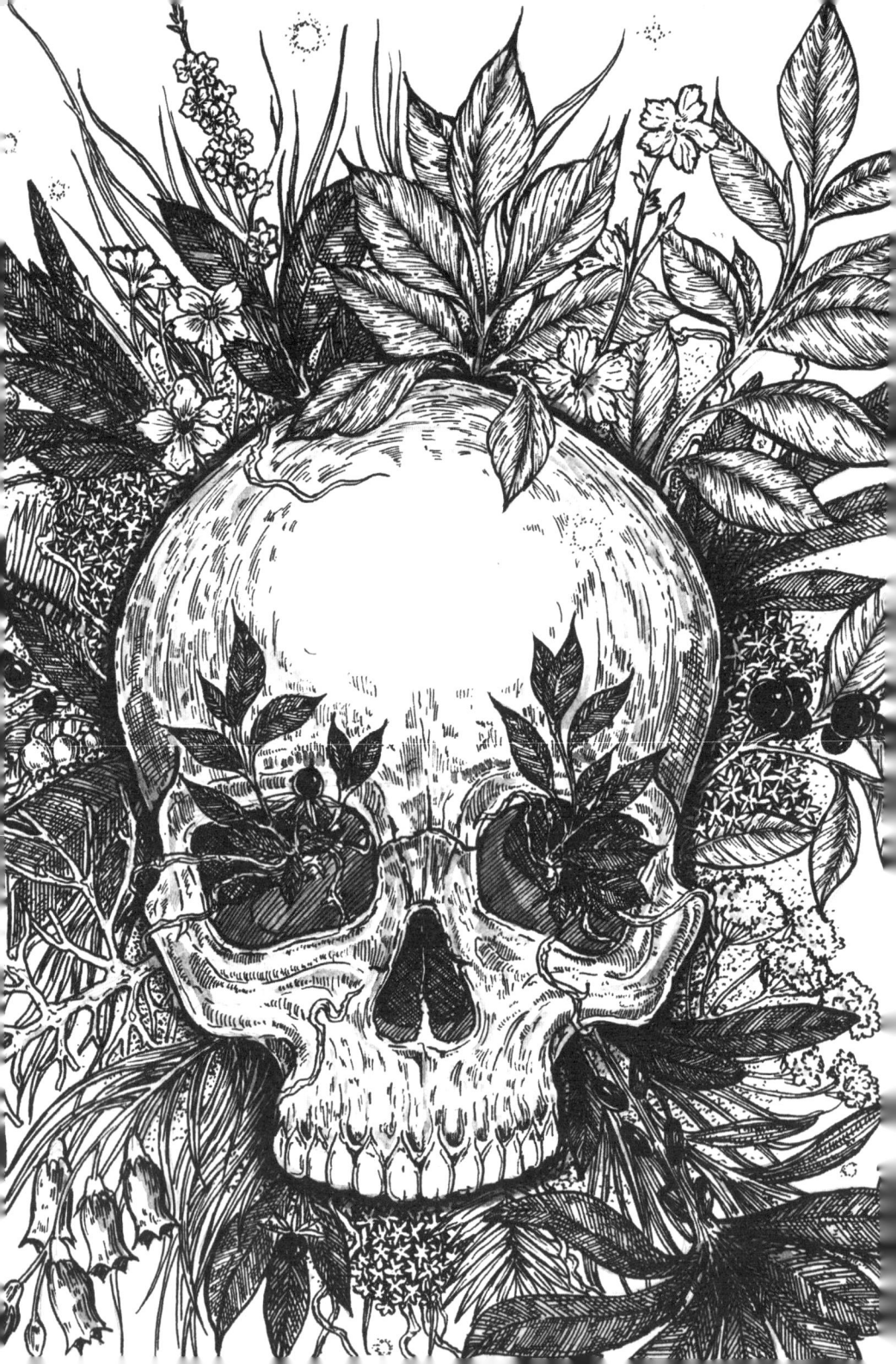

有毒植物

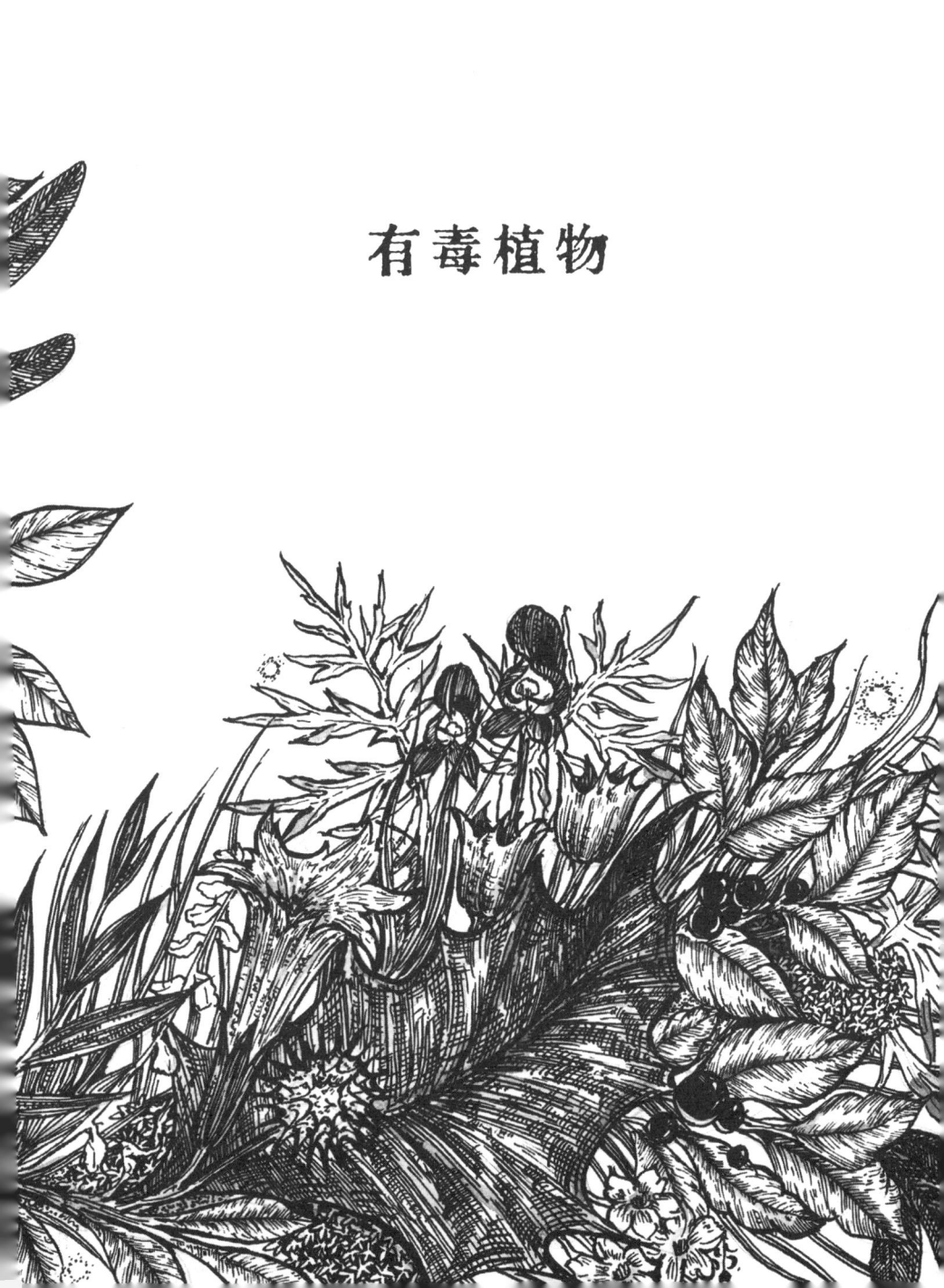

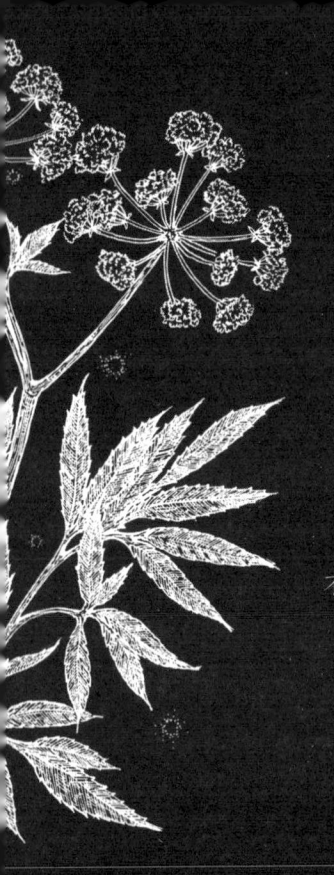

花与毒药

花不在意人,

人却幻想着花……

花不贪图人,

人却觊觎着花……

花从不会杀人——

不论是花园之花,抑或是原野之花……

但人们常采摘花!

但人们常毁坏花!

有时人们爱惜花,

却不是为了花,而是为了自己……

人们以花为乐,

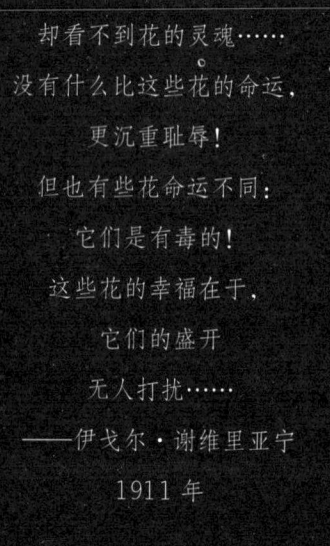

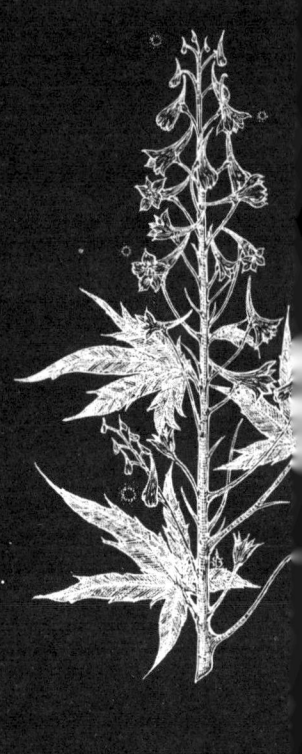

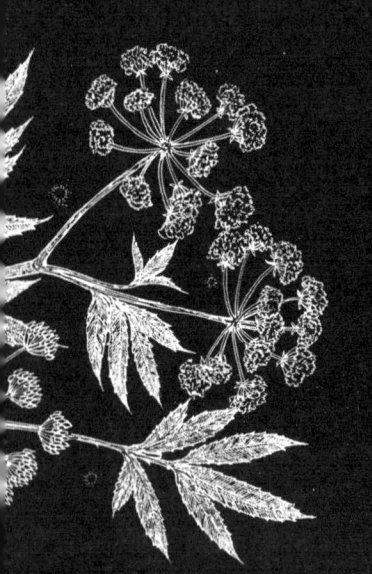

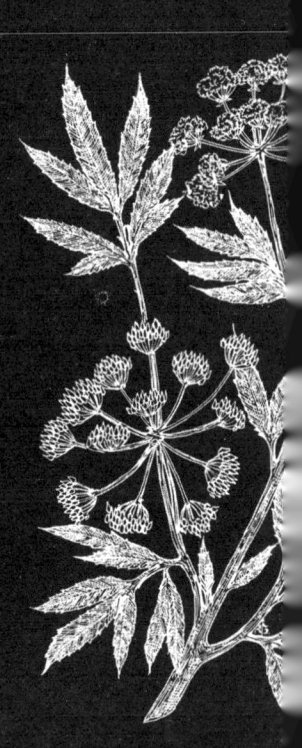

却看不到花的灵魂……

没有什么比这些花的命运,

更沉重耻辱!

但也有些花命运不同:

它们是有毒的!

这些花的幸福在于,

它们的盛开

无人打扰……

——伊戈尔·谢维里亚宁

1911年

植物界存在30多万种物种,它们就在我们身边。在其生命周期中,植物不仅能释放氧气,还能产生天然化合物——初级代谢物和次级代谢物。初级代谢物包括氨基酸、脂类和多糖。次级代谢物主要是具有生物活性的物质:生物碱、糖苷、黄酮类、单宁、精油、有机酸和其他一些天然化合物。

为什么有的植物含有毒性?与动物不同,植物是不能自由活动的,所以它们在进化过程中必须完善自己的防御机制。有的植物有刺,有的植物有角质层的蜡质,有的植物有毒素。绝大多数有毒植物使用植物毒素来抵御植食性动物。

有毒植物可分为先天性和后天性两种,后者由于一些外部因素而具备毒性,如环境、地理位置、天气、地形、微生物。

从毒理学角度来看,最重要和最有趣的是生物活性物质和有毒物质。

生物碱（alkaloid）

包括吗啡（morphine）、可卡因（cocaine）、尼古丁（nicotine）、咖啡因（caffeine）等。这组耳熟能详的物质是生物碱组的代表。第一个要介绍的物质是吗啡,它从鸦片中分离而来。因为它具有助眠效果,所以以希腊神话中的梦神摩耳甫斯（Morpheus）的名字命名。

生物碱对我们来说十分常见:如巧克力中的可可碱（theobromine）、胡椒中的辣椒素（capsaicin）、药品中的罂粟碱（papaverine）

和可待因（codeine）以及迄今仍被用于治疗重度疼痛的吗啡。从化学的角度看，生物碱是含氮的杂环类化合物，呈弱碱性。大多数生物碱是由植物产生的。

糖苷（*glycoside*）

铃兰、侧金盏花、毛地黄、大黄、肉桂和独活都含有糖苷，即由碳水化合物（糖类）和非糖物质组成的化合物。一些糖苷可用作药物。例如，铃兰和毛地黄中所含的糖苷可以用来治疗心脏病，所以这种糖苷也被称为"强心苷"[1]。

糖苷生物碱（*glycoalkaloid*）

例如，马铃薯含有糖苷生物碱中的龙葵素（solanine），它的形成以马铃薯块茎变绿为标志。

大量的龙葵素会引起严重的中毒反应，因此变绿的马铃薯不宜食用。糖苷生物碱会对人体造成危害。糖苷生物碱的化学结构式可以令人同时联想到生物碱和糖苷——它由生物碱和糖组成，生物碱（糖苷配基）含有氮原子。

---

[1] 需要指出的是，这类药物目前使用频次较低，其适应证范围也缩小了许多。在有其他治疗方案可选择的情况下，这些有毒药材的吸引力就会降低。——作者注

有机酸（*organic acid*）

常见的有机酸包括酒石酸（tartaric acid）、草酸（oxalic acid）、苹果酸（malic acid）、柠檬酸（citric acid）、缬草酸（valeric acid）和水杨酸（salicylic acid）。它们的名称主要反映了它们最初是由何物提取而来的。

香豆素（*Coumarin*）

香豆素可以刺激植物种子萌发，同时还可以保护它们免受病原体侵害。人类也学会了将香豆素化为己用，生产了香豆素类解痉、抗癌和抗凝血药物。但一旦摄入量超过安全剂量，香豆素就会导致人体出血或损害神经系统。香豆素常用作烟草产品中的定香剂。

除了上述物质，植物中的生物活性物质还包括单萜类、抗生素、蒽衍生物、黄酮类、树脂类、精油和单宁。它们中的一部分可促进植物的毒性作用，有些植物甚至能产生毒蛋白，比如蓖麻（*Ricinus communis*）可以产生蓖麻毒蛋白（ricin）。

有毒植物种类繁多。让我们来看看其中一些危险、有趣的常见品种。

独活

Heracleum

有种说法，独活在俄罗斯的出现和传播是苏联某个试验失败的结果，而人们需要在未来几十年内同其后果进行斗争。

在 20 世纪 40 年代末，人们急需营养丰富、价格低廉、易于生长的牲畜饲料。这时人们把注意力转向了独活，更确切地说，是索斯诺夫斯基独活（*Heracleum sosnowskyi*），因此这种植物被运送到了苏联中部地带。它高大（高 3~4 米）且多汁，像杂草一样蔓延，在实际测试之前，它是一个很好的选择。但结果发现，动物不愿意吃独活，吃了独活的奶牛产的奶也是苦的，喝起来口感不佳。最后，人们放弃了这个计划，独活种植也被搁置了。但这种植物在中部地带生长得十分舒适，而且越来越多。独活以极快的速度生长，并渗透到与其不相适应的生态系统中。直到 21 世纪的第二个十年，人们才认识到它是一种有害作物。2018 年，相关部门甚至还对不清理别墅绿地中的独活的人进行罚款。

独活的主要危险之处在于其汁液。它含有能降低细胞对光的抵抗力的物质——光敏性物质。独活中的呋喃香豆素（furanocoumarin）类物质就具有光敏性。葡萄柚等柑橘类水果，也含有此类光敏性物质。

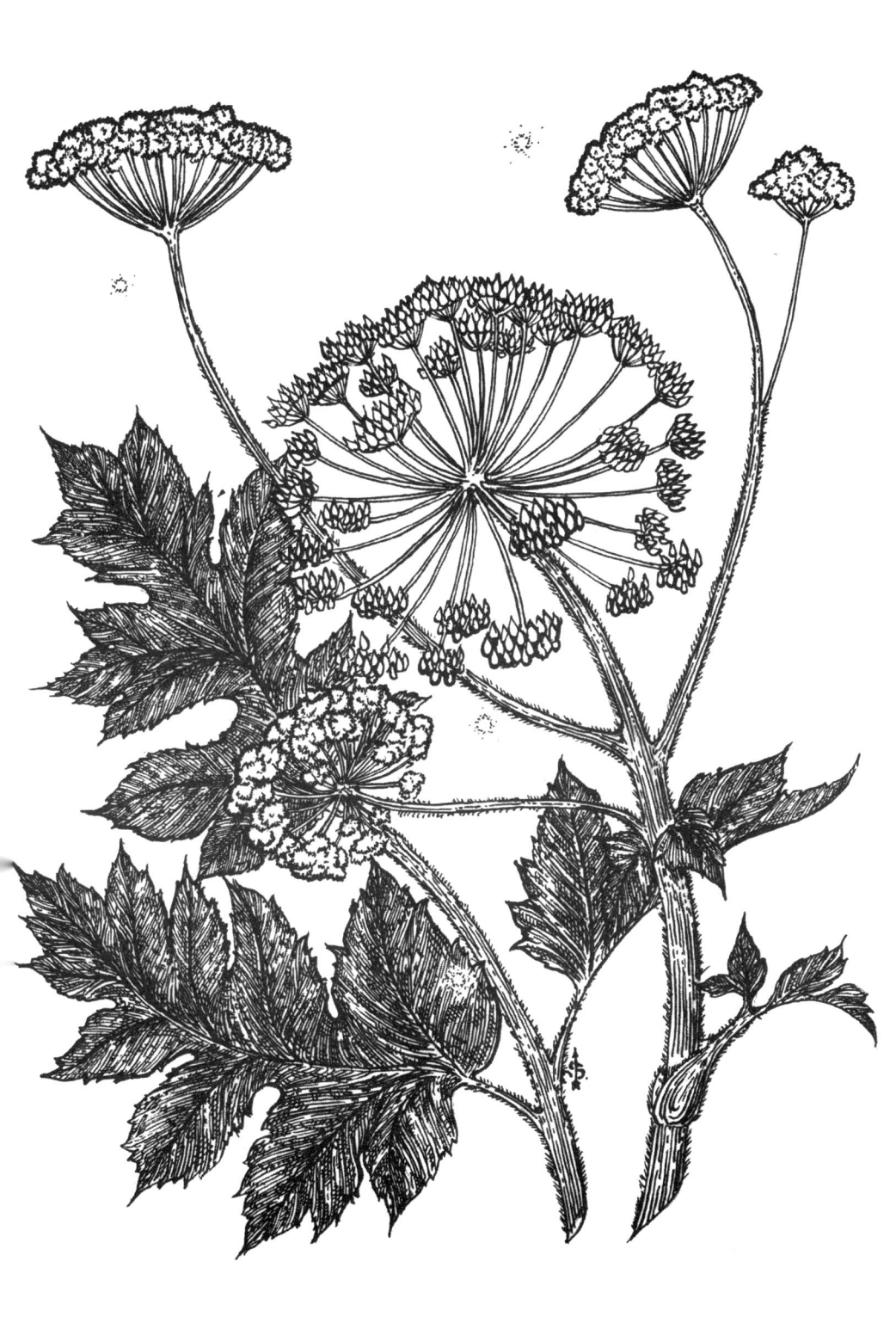

呋喃香豆素刚与皮肤发生接触时并不活跃，但当它暴露在紫外线下时，它会活化并造成严重的细胞损伤。患者可能在开始的几个小时内没有任何感觉，继而出现痛苦的烧灼伤、水疱，然后产生长期无法愈合的疮。如果独活的汁液进入眼睛，还会烧伤角膜，甚至致人失明。

独活最常见的受害者是儿童，因为他们喜欢采摘独活的茎秆，用它来做望远镜或哨子，或者误食独活。但是人们也可以在互联网上看到成年人赤手空拳采摘或抱着独活的照片——如果你想保持健康，就不要这样做。

结构式

补骨脂素　　　　佛手柑内酯　　　　甲氧沙林

有毒物质：呋喃香豆素类的补骨脂素（psoralen）、佛手柑内酯（bergaptene）和甲氧沙林（methoxsalen）。

分布地区：高加索地区中部和东部，中东，东欧和北欧，俄罗斯中部地区。

颠茄

Belladonna

颠茄,别名"美女草""沉睡草""死亡樱桃",是一种结黑色浆果的草本植物。古代妇女曾将颠茄的汁液滴入眼中,以使眼睛看起来更加神采奕奕。也许正因如此,它被称为颠茄,"颠茄"在意大利语中意为"美丽的女士"。然而,这样的方式最终会导致失明。后来,为使面部呈现红润的光泽,人们还将颠茄果实抹在脸上。当然,颠茄的主要用途是作为一种毒药。

在古希腊和古罗马,人们将颠茄作为有美容功效的药物使用,而到了中世纪,是否会使用颠茄成为人们辨别女巫的方式。[1] 猎杀女巫在那时的欧洲是一种普遍现象,女性很容易被诬陷为女巫并被审判。关于女巫的传说有很多:她们与魔鬼同床共枕,为他人施咒,还会骑着扫帚飞行。根据当时的资料记载,女巫的飞行是通过一种特殊的"女巫飞行软膏"实现的。女性只要将这种药膏涂在身上,就能飞起来。这种药膏的配比以颠茄为基础(也有资料称还添加了罂粟),颠茄中

---

[1] 中世纪,为稳固统治,教会将一些熟悉草药学的女性贴上女巫的标签,宣称她们是大部分灾祸的源头,发动神职人员和普通民众对女巫开展审判运动,对其施加各种酷刑,这场席卷欧洲的迫害浪潮直到 18 世纪末才彻底终结。——译者注

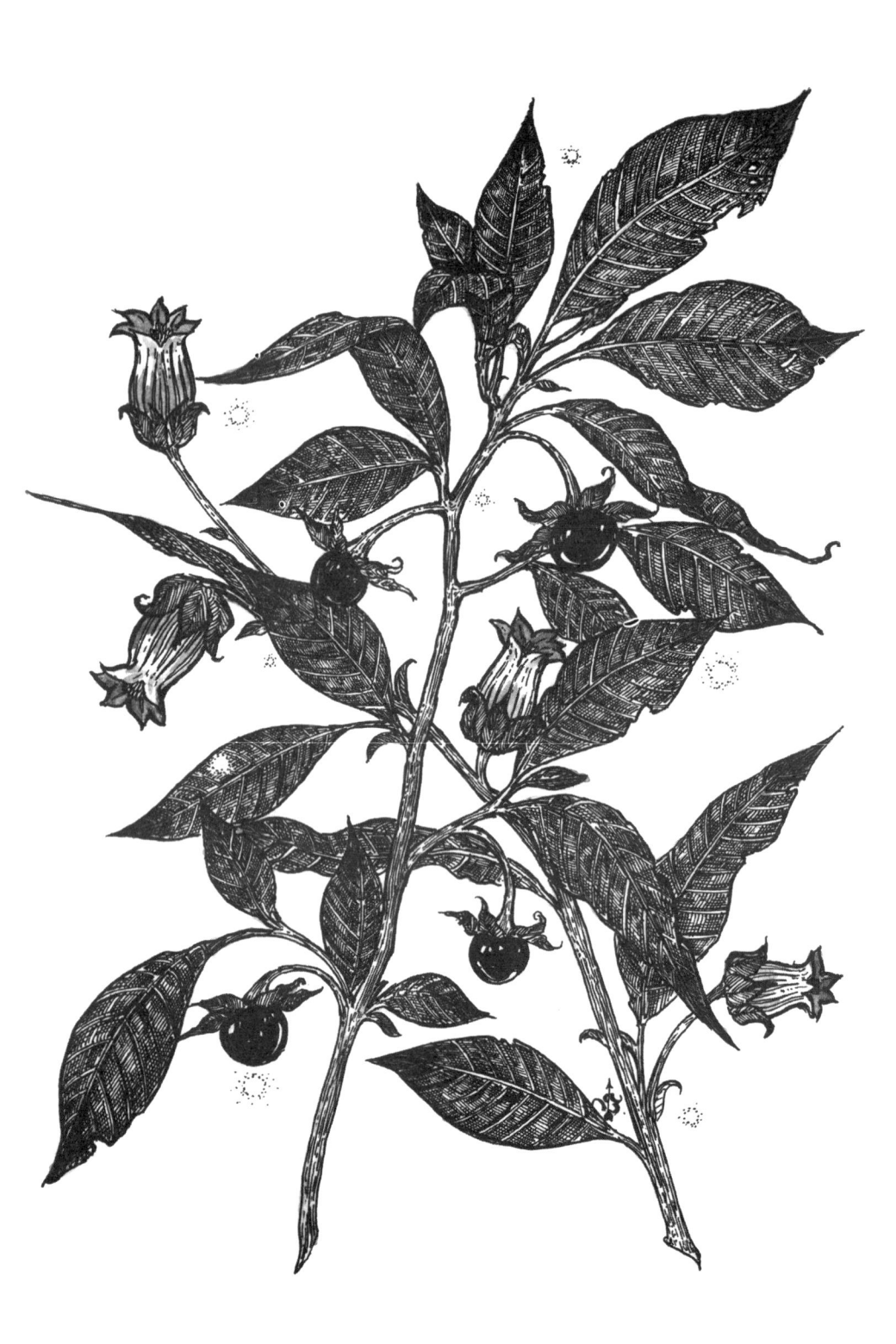

的生物碱渗透到身体里，会像毒品一样让人产生幻觉。在这种状态下，一个人的大脑中会出现各种幻象，包括骑着扫帚飞行。

利用颠茄进行的神秘仪式使它备受欢迎。人们用这种植物制备药膏，但在15—16世纪难以控制其中的有效成分含量。因此，有时病人使用的后果是中毒而不是疗愈。

为什么颠茄对身体有如此大的影响？因为这种植物的所有部分都是有毒的，它含有莨菪烷生物碱（tropane alkaloids）：阿托品（atropine）、莨菪碱（hyoscyamine）和东莨菪碱（scopolamine）。颠茄中有毒物质的含量可以达到植物质量的1.3%。

以上化合物都会影响神经系统，但带来的影响存在细微的差别：阿托品会提高中枢神经系统的兴奋度，而东莨菪碱则有抑制作用。为了让大家了解它们的功效，我们以颠茄中含量最高的阿托品为例进行说明。

颠茄生物碱，包括阿托品，可以阻断受体蛋白［特别是毒蕈碱型乙酰胆碱受体（muscarinic acetylcholine receptor）］的工作。这些受体存在于内脏器官的细胞上，感知由神经末梢释放的主要递质乙酰胆碱。这些受体是颠茄生物碱的主要目标，它们的名字也包含着一种真菌毒素——毒蕈碱（muscarine），这些天然毒药能够对它们产生刺激。颠茄对这些受体起作用，但作用方式相反。毒蕈碱型受体也存在于一些脑细胞（神经元）上，因此患者会出现中毒、幻觉和谵妄的症状。颠茄中毒时，人的腺体分泌减少，心脏跳动加快，器官衰竭，瞳孔扩大。中毒症状取决于摄入剂量：小剂量摄入会出现肌肉松弛，大剂量摄入会导致瘫痪和出现幻觉。

关于颠茄的慢性毒性的资料很少，对其急性毒性的研究比较详细。初始症状在中毒半小时后出现：口干舌燥，吞咽困难，瞳孔放大，畏光，皮肤干燥、发红，焦虑不安。在高剂量摄入时（有些人在低剂量摄入时）影响脑功能。这种症状属于胆碱酯酶性谵妄，表现为精神错乱、对所处地点和时间的迷失、激动、妄想和幻觉，还可能出现一些奇特的表现形式。如果中毒患者抢救成功，他往往会忘记本次发作。但情况并非总是如此，在中毒严重的情况下，患者有可能出现血压下降、抽搐和死亡。当阿托品被当作药物使用时，这些症状可能在一些病人身上发生（罕见）。

传说，罗马皇帝盖约·屋大维·奥古斯都（Gaius Octavius Augustus）死于颠茄中毒。关于他是被妻子毒害还是自杀这件事，至今仍意见不一。

颠茄中毒有不少致命的病例，而且大多数情况发生在儿童身上。儿童可能将颠茄果实误认为樱桃、蓝莓或其他可食用的浆果，五到八个颠茄浆果对孩子来说就有致命风险。因此，你带孩子去林中游玩时，不要让他们离开你的视线。而且从小就要教他们区分有毒浆果和可食用浆果，并告诉他们一个简单的规则："如果你不认识这种浆果，就不要碰它！"

在俄罗斯，颠茄生长在气候温和至适度潮湿的中部和南部地区。但无论你有多不喜欢这种有毒植物，都不可以肆意破坏它，因为它被列入了《俄罗斯联邦红皮书》[1]。

---

[1] 俄罗斯联邦为确定稀有和濒危野生动植物而制定的国家文件。——译者注

结构式

阿托品

莨菪碱

东莨菪碱

有毒物质：阿托品及其异构体莨菪碱和东莨菪碱。这些物质彼此相似，它们对机体有类似的影响，存在于许多茄科植物中。

分布地区：北非、欧洲、高加索、克里米亚、小亚细亚。

半数致死量：阿托品小鼠口服 LD_{50} 为 75 毫克／千克，已公布的人类口服最低毒性剂量为 0.033 毫克／千克。

天仙子

Hyoscyamus niger

我们谈论"女巫草药"时，还应该提到颠茄的一个近亲——天仙子[1]。在《哈姆雷特》中，哈姆雷特的叔父把这种植物的汁液直接倒入老国王的耳朵里，以此来杀死他。我想每个俄罗斯人都熟悉这样的说法："天仙子吃多了。"[2] 现在，你应该明白这句俗语的来源了。

在俄罗斯，天仙子（"黑天仙子"品种）比颠茄更为常见。它很容易见到，因为它生长在菜园里、乡村的绿地上或公路边。它是一种有钟状花冠的植物，花呈灰白色或黄色。植物髓部呈网状。它散发出甜腻难闻的气味，很容易辨认。

在俄罗斯，天仙子被积极用于民间医疗——它被用来治疗牙痛。但使用天仙子必须谨慎，否则人易因神经系统受损而开始出现攻击性行为或惊恐发作，这种情况被称为"谵妄"，本质上是一种意识紊乱。上文的俗语用过量食用天仙子比喻疯癫的行为就是一个典型的例子。

---

[1] 天仙子是茄科成员。茄科植物中有许多有毒物种：颠茄、天仙子、曼陀罗、木曼陀罗和曼德拉草。可以写一整节来介绍这些植物。但它们都含有相似的有毒物质，所以没有必要对每一种进行单独讲述。——作者注

[2] 俄罗斯民间俗语，比喻像疯了似的。——译者注

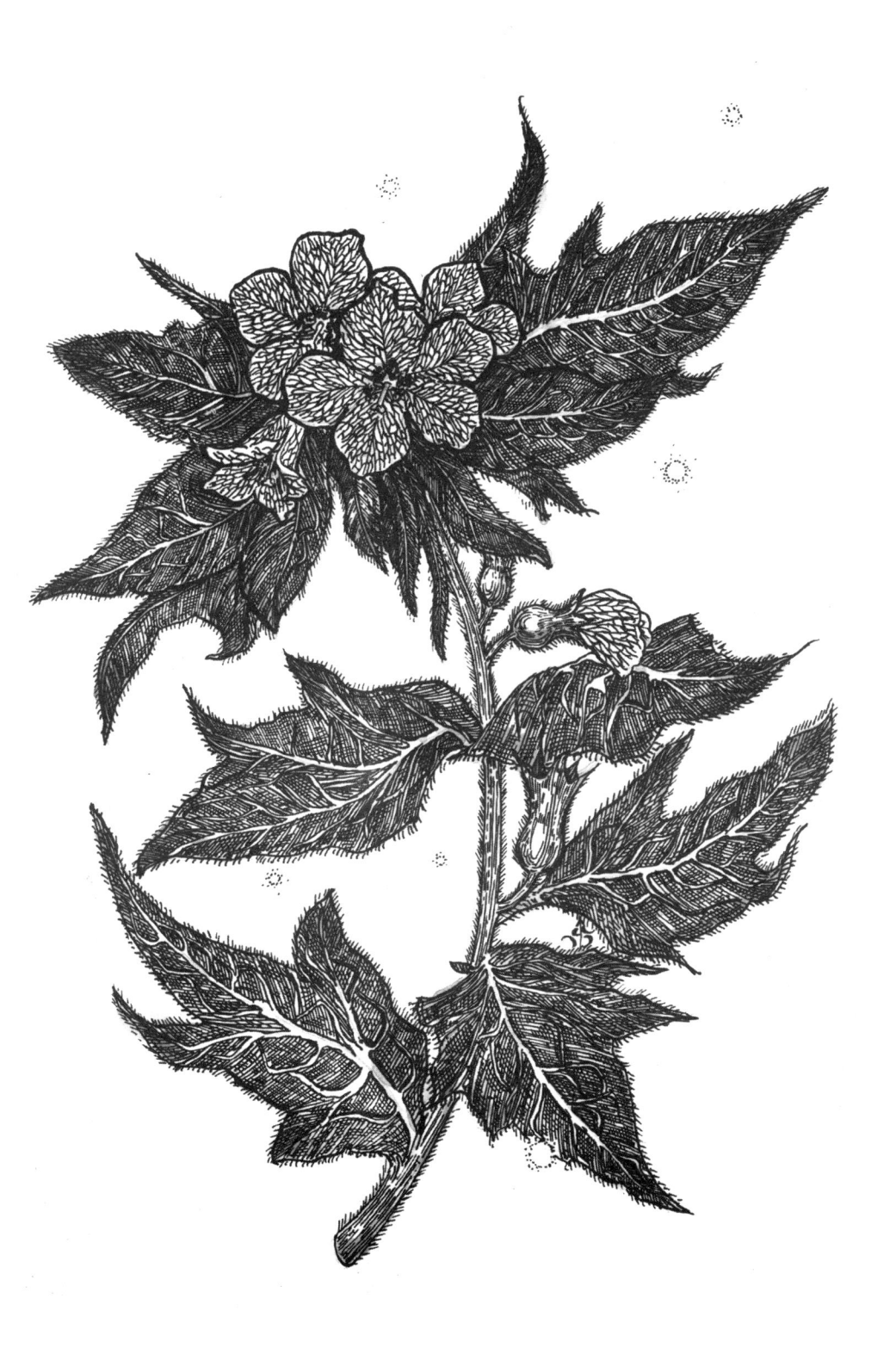

与颠茄一样,天仙子也会引起精神错乱和其他颠茄碱中毒的症状。但与颠茄不同,该植物毒性最强的部分是根部,它含有占总质量 0.2% 的有毒生物碱。

因天仙子而中毒的情况很少,因为这种植物外观看起来不像可食用的物种,它不结浆果,且有可疑的气味。但是,如果这种情况确实发生了,那么所幸它的致死率很低,只有 1% ~ 2%。

结构式、有毒物质与半数致死量:见"颠茄"。

分布地区:从加那利群岛到印度,包括整个欧洲以及亚洲的部分地区。

箭毒马钱

Strychnos toxifera

箭毒马钱被南美洲的原住民用来制成一种毒药。他们将其涂抹在箭矢上，用于打猎。这种毒药就是箭毒——毒性最强和起效最快的毒药之一。

箭毒马钱[1]是一种藤本植物，有芳香的白色花朵，开花后结出黄色浆果。毒素可从它的树皮、果实、根和茎中获得。被涂有箭毒的箭射伤的动物会无法动弹，最终因呼吸衰竭而死亡。箭毒后来被用于科学领域，用来控制实验室动物在实验中的活动，使其静止。箭毒还被用来治疗人类的破伤风。

箭毒马钱含有许多有毒的生物碱，其中最为人熟知的是筒箭毒碱（tubocurarine）、士的宁（strychnine）和马钱子碱（brucine）。

这三种化合物都有剧烈毒性，毒性最大的是筒箭毒碱，它能阻断烟碱型乙酰胆碱受体（nicotinic acetylcholine receptor）。这些受体存在于骨骼肌的纤维上，从神经末梢接收由神经递质乙酰胆碱传递的信号。我们在讨论颠茄和天仙子时已经提到过该受体，该受体确实在肌肉和

---

1 箭毒马钱易与马钱子（*Strychnos nux-vomica*）混淆。它们在外观上很相似，含有类似的生物碱。——作者注

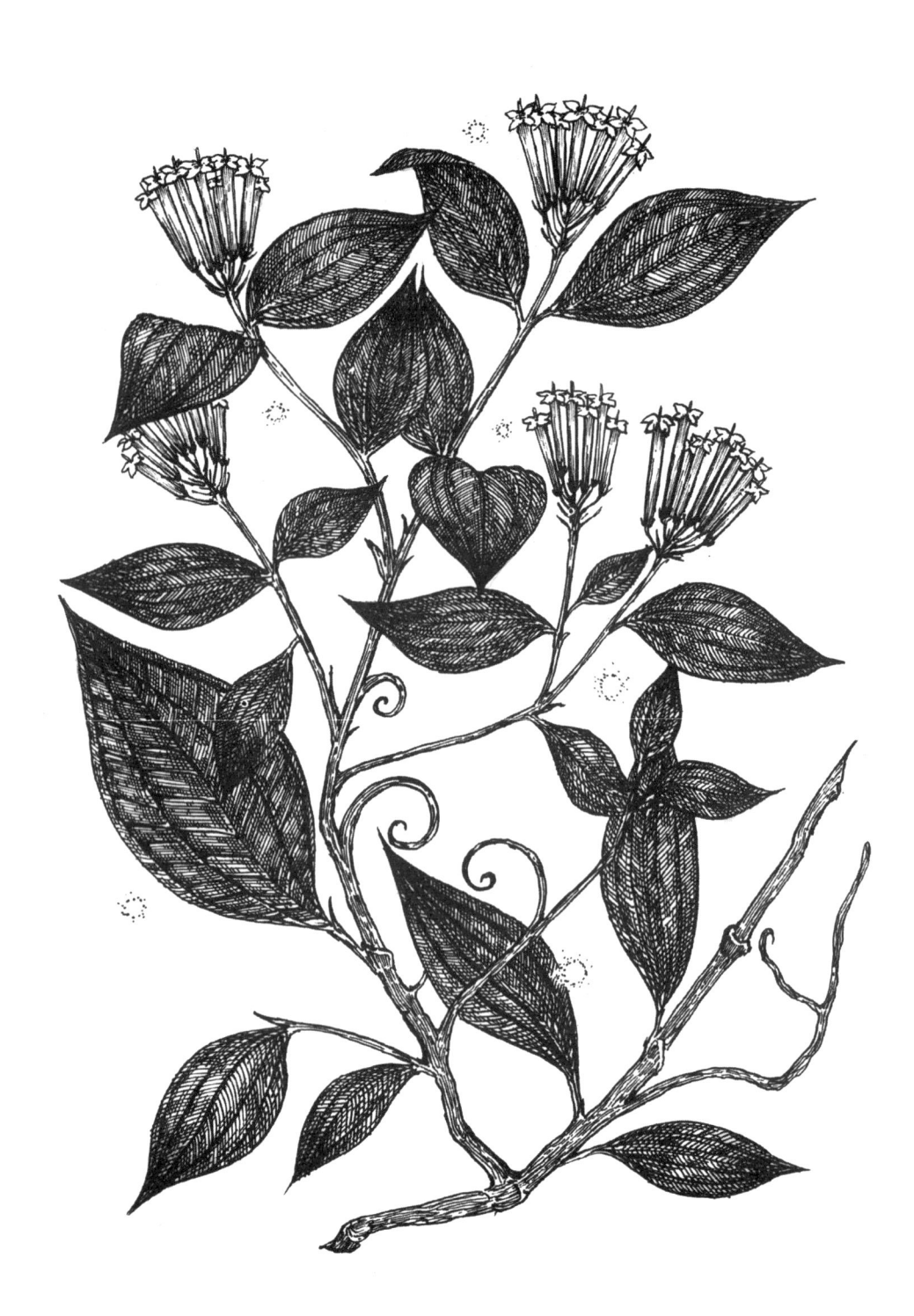

内脏中起作用，使神经冲动得以传导。神经末梢释放乙酰胆碱的正常反应是肌肉收缩，筒箭毒碱阻断烟碱型受体与乙酰胆碱的结合，使肌肉不能对神经冲动做出反应而收缩，从而导致中毒者瘫痪，同时影响到呼吸肌，使得中毒者因无法呼吸而死亡。

正如你可能猜到的那样，这种毒药中毒的抢救措施是进行心肺复苏术。

士的宁具有不同的作用机制。它能引起中枢神经系统兴奋，导致肾上腺素的释放，从而引起血压飙升和心脏骤停。

马钱子碱也会使神经系统兴奋并导致抽搐，其作用机制与士的宁类似。然而，因为马钱子碱致死剂量要比士的宁大很多倍，它的危险性较低。

这些物质（主要是筒箭毒碱）都存在于箭毒中，它们作用迅速，5～20分钟内就能致死，且机制非常特别，以至于在医学上将与箭毒相似的其他物质的作用也称为箭毒样作用。

这就引出了一个问题：箭毒如此致命，为什么南美洲的原住民还会使用它？他们自己怎么没有被毒死？事实上，这种毒药只有进入肌肉或血液中才有危险。箭毒生物碱不会穿透胃肠道黏膜。因此，用这种毒药杀死的猎物可以安全食用。

结构式

筒箭毒碱

士的宁

马钱子碱

有毒物质：筒箭毒碱、士的宁和马钱子碱。

分布地区：南美洲。

半数致死量：根据对实验动物的研究，士的宁的口服 LD_{50} 为 0.5 ~ 16 毫克 / 千克 [1]。

---

[1] 我理解读者对人类的半数致死剂量更为好奇，但这一实验数据很难获取。很多时候，有毒物质是在实验动物身上测试的，而人类的致死剂量是根据这些数据计算出来的，但这些数值大都为近似值。为数不多的实际获得的人类 LD_{50} 值是通过对人类的非人道主义实验、杀害和自杀调查得知的。——作者注

毒芹

Cicuta virosa

长期以来，一直有人认为苏格拉底死于毒芹中毒。但现在，学者们提出，在古希腊，毒芹并不能作为执行死刑的毒药。毒药很可能是用毒参（*Conium maculatum*）制成的，因为毒芹在古希腊的气候条件下难以生长。

毒芹是俄罗斯最毒的植物之一，属伞形科，生长于湖泊、河流、溪流和沼泽地的岸边，高度可达 2 米。

该植物的所有部分都是有毒的，但它的根茎最为危险。它有一种令人愉悦的胡萝卜气味，根部的味道接近芜菁或萝卜。因此，它可能与可食用物种相混淆，导致食用者中毒。

毒芹中的主要毒素是毒芹素（cicutoxin），存在于精油中：新鲜根茎的毒芹素含量为 0.2%，干燥根茎中的毒芹素含量则高达 3.5%。而且，这种植物的毒性不会因为热处理和长期储存而被破坏。

毒芹素会扰乱中毒者的神经系统。中毒的症状最初是恶心、呕吐和下腹部痉挛，接踵而至的是低血压导致的头晕，步态不稳，口吐白沫，瞳孔放大，出现癫痫和抽搐等症状。在摄入高剂量毒芹素的情况下，中毒者会因呼吸系统麻痹而死亡。

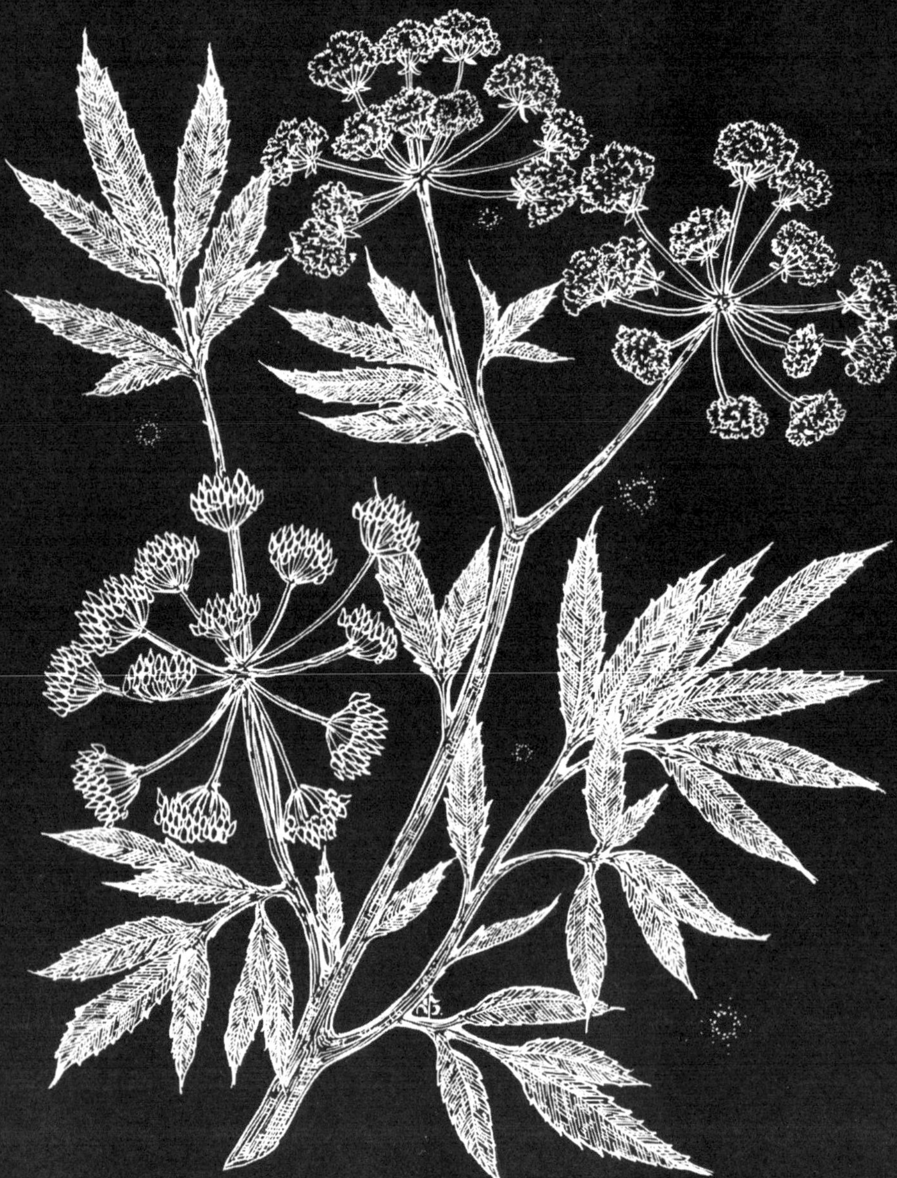

结构式

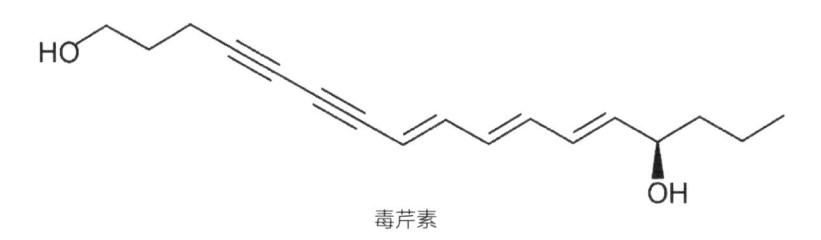

毒芹素

有毒物质：毒芹素（这不是一种生物碱，而是一种二元醇）。

分布地区：东欧、西欧北部、亚洲和北美洲，俄罗斯全境。

半数致死量：静脉注射7毫克/千克，实验动物经口50毫克/千克。

毛地黄

Digitalis

回忆一下凡·高（Van Gogh）的画，也许他作品中"黄色时期"的色调并不是他的臆想。有理论认为，当时他对颜色的感知可能因为摄入了用于治疗癫痫的毛地黄生物碱而发生了改变。

毛地黄的拉丁文名称是"digitalis"，词源来自"digitus"（手指），因此这种植物又被称为"手套草""女巫手套"。它的俄语名字叫"指顶花"，是因为花的外观与顶针相似。[1] 而在德国的民间传说传统中，毛地黄的花还被视作精灵的帽子。

毛地黄属植物约有 25 种，其中大花毛地黄（*Digitalis grandiflora*）、狭叶毛地黄（*Digitalis lanata*）和毛地黄（*Digitalis purpurea*）是最常见的。该植物的所有部分都是有毒的。

从毛地黄中提取的强心苷中毒性最强的是毛地黄毒苷（digitoxin）和地高辛（digoxin），毒性较低的是吉妥辛（gitoxin）。

毛地黄毒苷和地高辛的毒性作用与心脏功能受损有关，会导致心脏阻塞、心率增快，但改变摄入剂量反而会降低心率。

---

[1] 毛地黄的花冠像缝纫时使用的顶针一样，刚好可以塞进一个手指，所以毛地黄在西方的别称往往和手指、手套有关。——译者注

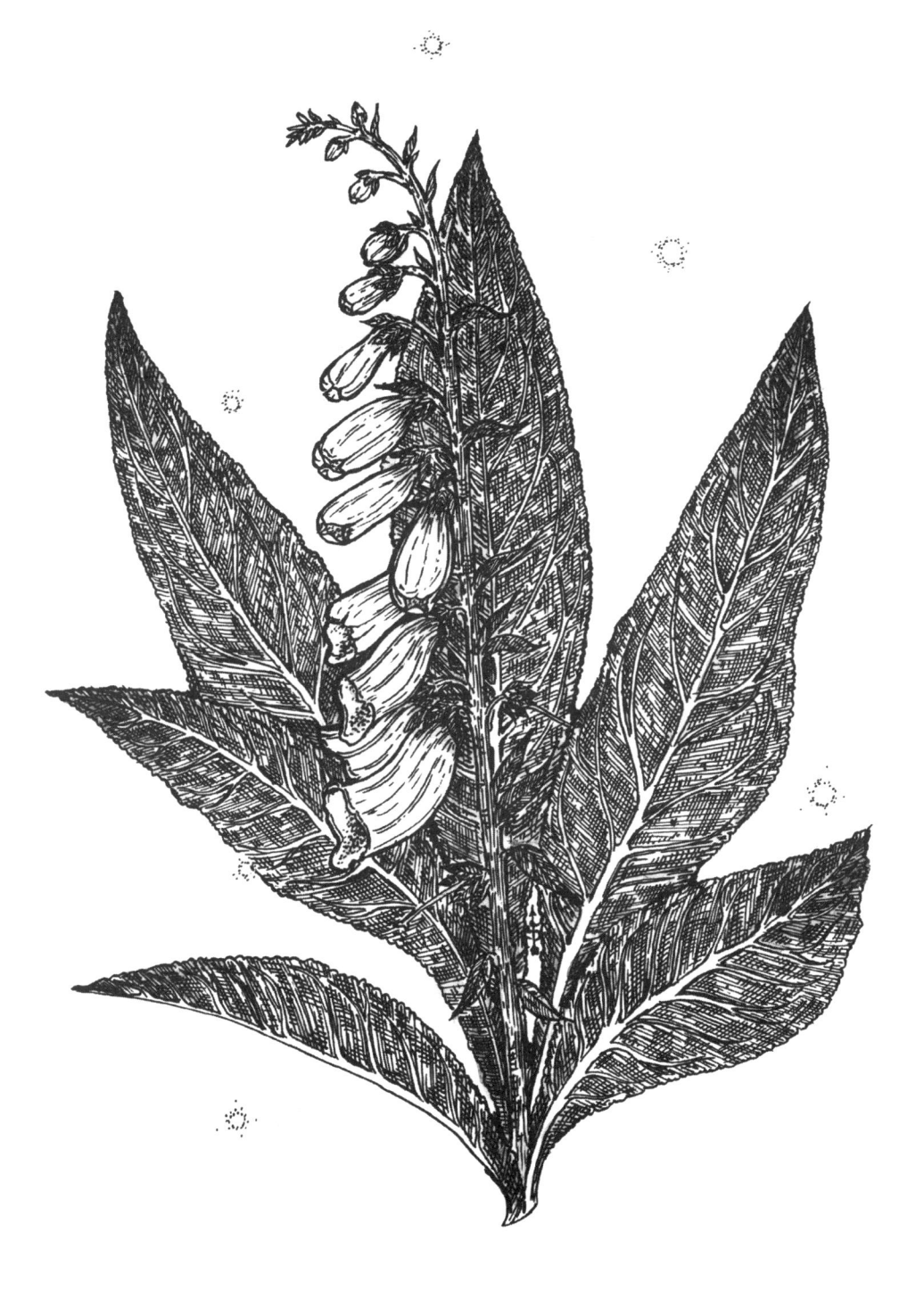

毛地黄对心脏的影响早在公元5世纪就已经为人所知晓，它一直被用来治疗心脏病。但它的使用是非常危险的：不同的剂量会产生完全相反的效果。而且由于无法控制植物中的活性成分的含量，人们常常过量使用毛地黄。

医生们不得不放弃了当时广泛使用的毛地黄酊剂治疗方案。

毛地黄含有的强心苷容易在人体内积聚，具有慢性毒性作用，会引发心律失常、胃肠道紊乱、视力模糊、色觉异常（蓝色、黄色或绿色视觉障碍）。急性中毒则会引起恶心、呕吐、腹痛、精神错乱、心动过速、心律失常。中毒者最终死于心脏骤停。

但丁·阿利吉耶里（Dante Alighieri）的庇护者、维罗纳的统治者坎格兰德一世·德拉·斯卡拉（Cangrande I della Scala）很可能就是被毛地黄毒死的。

毛地黄很容易与药用植物聚合草属（*Symphytum*）混淆。如果用毛地黄代替聚合草熬煮入药，可能制成危及生命的饮品。因为不能确信自己能将毛地黄与聚合草区分，所以不要随意采集聚合草。

毛地黄不仅存在于森林中，还经常出现在花园里，它是一种美丽的花园植物。但儿童和动物应该远离它，因为栽培的毛地黄品种有毒且可能致人死亡。尽管死亡案例较少，但那些误食毛地黄的儿童容易受到伤害。

结构式

毛地黄毒苷

地高辛

有毒物质：毛地黄毒苷和地高辛，即毛地黄中的强心苷。如图所示，它们的结构非常相似，但如果仔细观察，会发现有一个不同的官能团，即羟基官能团（–OH）。

分布地区：欧洲、西亚和北非的混交林和落叶林地区。

乌头

Aconitum

人们把乌头中的有毒物质涂在打猎用的箭、飞镖和长矛上。在古希腊，人们认为这种植物是用守卫死神领域的地狱恶犬的唾液滋养出来的。在俄罗斯，乌头还被称为"战士""狼毒""狼乌头"，是俄罗斯毒性最强的植物之一。乌头分布于乌拉尔、西西伯利亚、阿尔泰和中亚地区，是一种美丽的草本植物，有奇异的帽状花萼。

尽管它的外观很吸引人，但该植物的所有部分都含有有毒的生物碱，只要与它接触就存在危险。乌头含有以下几种生物碱：乌头碱（aconitine）、新乌头碱（mesaconitine）、次乌头碱（hypaconitine）等。其中毒性最强的是乌头碱。

乌头碱由德国毒理学家盖革（Geiger）和黑塞（Hesse）在1838年首次发现。它可以通过黏膜、皮肤和胃肠道被快速吸收。它能够阻断细胞膜上离子通道的开放，破坏神经和肌肉的电活动，最终导致生物体心脏麻痹和呼吸肌瘫痪。

乌头碱与皮肤接触时，易引起皮肤瘙痒、刺痛和麻木。如摄入乌头碱，中毒者起初会感到烧灼和刺痛，之后会出现呕吐、腹泻、唾液分泌过多、胸痛、目眩及视觉障碍、方向迷失、抽搐、发热、呼吸急

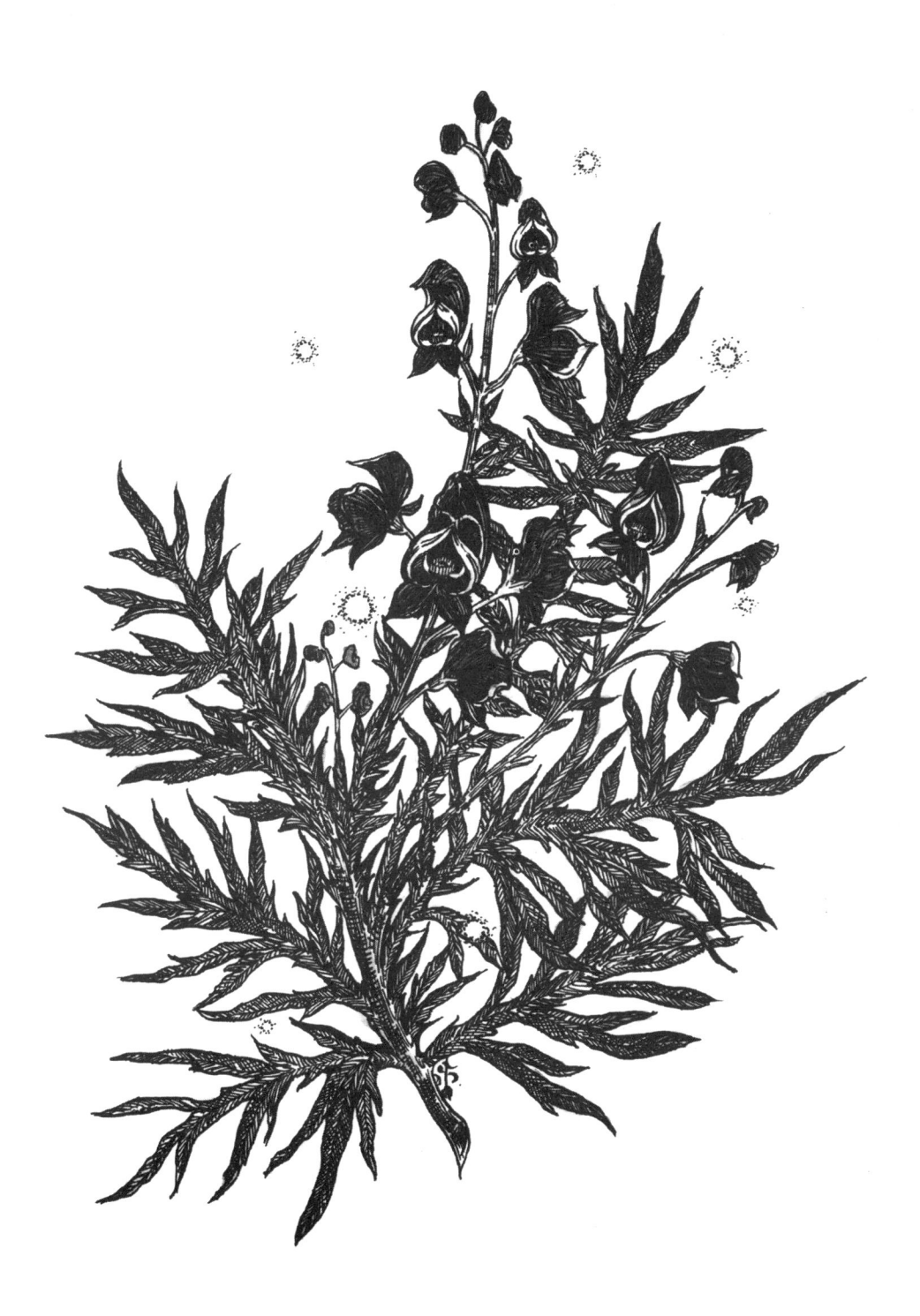

促和心律失常。高剂量的乌头碱会导致中毒者心脏停搏和死亡。在没有医疗援助的情况下，中毒严重的人会在3～4小时内死亡。

尽管乌头有潜在风险，但它仍被作为中药材使用。

有几起利用乌头进行的谋杀案被记录了下来。普鲁塔克（Plutarch）撰述了古罗马政治家马克·安东尼（Marcus Antonius）手下的战士发生乌头中毒的案例。医生乔治·亨利·拉姆森（George Henry Lamson）在医学课程中了解到乌头的毒性后，用乌头谋杀了受害者。

结构式

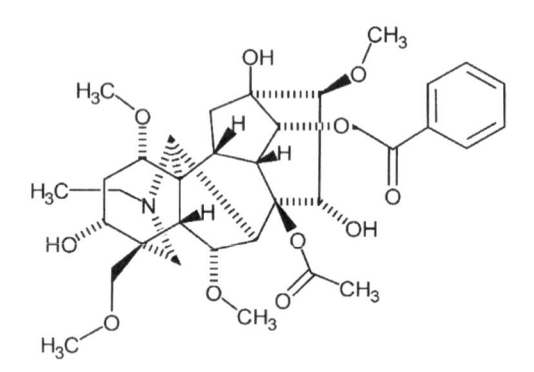

乌头碱

有毒物质：乌头碱。

分布地区：欧洲、亚洲和北美洲的潮湿河岸。

半数致死量：口服0.7毫克/千克，这一剂量相当于1.5克～2克乌头中的含量。

阿尔泰藜芦

Veratrum lobelianum Bernh

如果你在搜索引擎中输入"藜芦",你将会看到许多有关民间药方的网站。用藜芦根制成的粉剂可以用来治疗酒精中毒。但鉴于它所含的生物碱可毒死一个成年人,这其实是一种极端的、不太人性化的疗法。

阿尔泰藜芦在俄罗斯很常见,所以关于这种植物的俄文资料很多,而英文资料偏少。

阿尔泰藜芦含有几十种生物碱,其中一些还没有确定的化学式。

针对其他藜芦品种(如白藜芦和绿藜芦)的生物碱研究更为成熟。

藜芦中毒最常发生在服用该植物酊剂的传统医学拥护者身上。藜芦所含的生物碱会影响中毒者的中枢神经、心血管系统以及胃肠道,中毒者可能会出现血压下降、恶心呕吐、头痛和抽搐等症状,甚至会休克,最终可能因心脏骤停而死亡。

喷洒藜芦的水浸液可毒杀大多数昆虫,但被喷洒过的植物会给人类带来危险。

还有一些不那么极端的使用藜芦粉剂的方法:将其用于治疗寄生虫病或皮肤病的外用软膏,这些药膏通常是兽医用的。对动物来说,

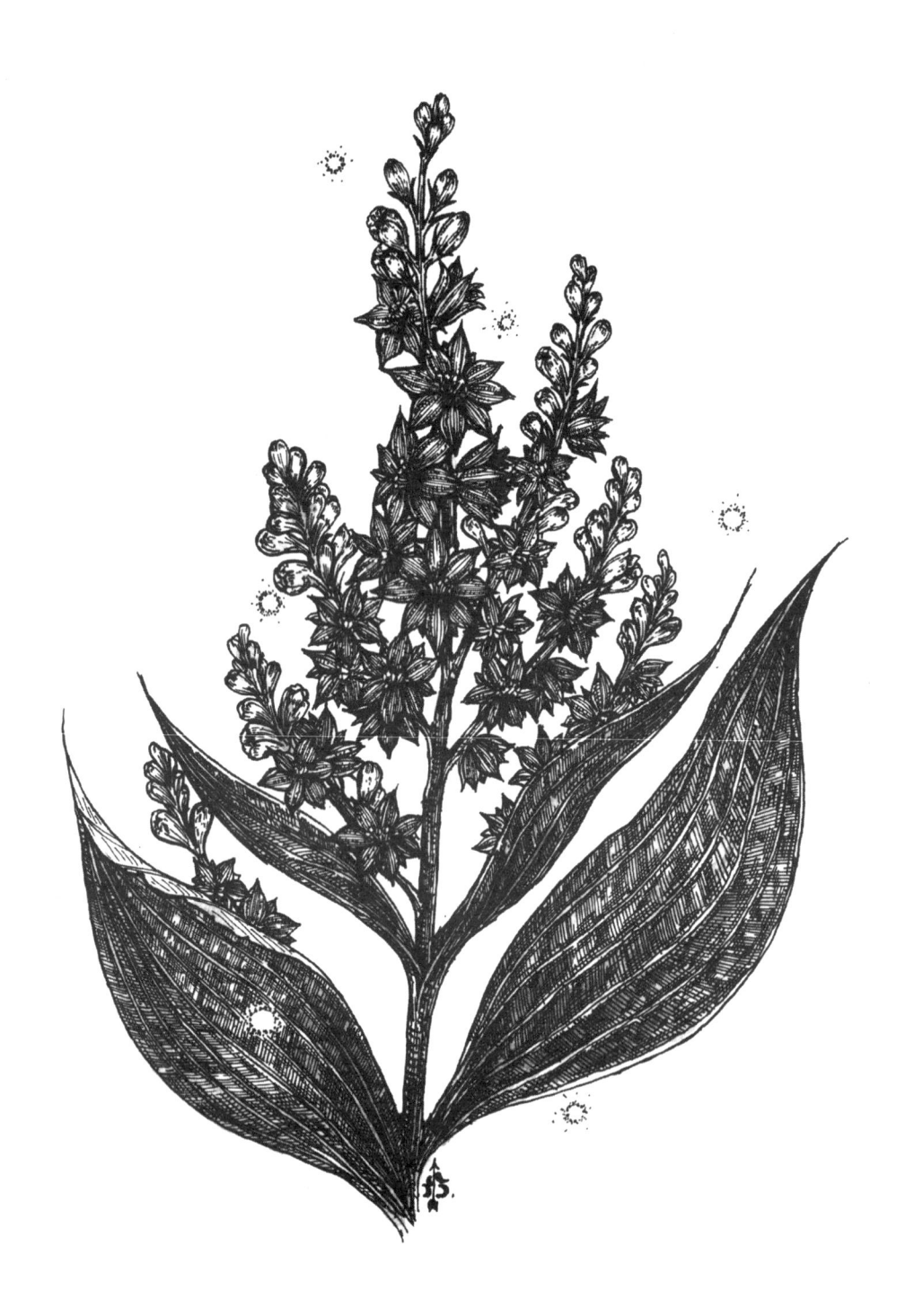

藜芦根部和藜芦粉剂还可用作催吐剂。但如果有更安全的药物，最好不要把藜芦用于动物。

结构式

原藜芦碱 A

有毒物质：原藜芦碱 A（protoveratrine A）。

分布地区：中欧、东欧、地中海地区、亚洲，俄罗斯的欧洲部分、西伯利亚及远东地区。

蓖麻和相思子
Ricinus and Abrus

油料作物蓖麻和热带藤本植物相思子有什么共同之处？它们都有类似的化学成分，这些成分使它们具有毒性。

蓖麻属在所有气候温暖的国家均有种植，形态多为粗壮草本植物或灌木。它是为生产蓖麻油而种植的，同时也是一种观赏植物。而相思子属是热带地区的藤本植物，最知名且毒性最强的品种是相思子（*Abrus precatorius*，又名鸡母珠），它的名字来源于它的种子，当地人用它来制作项链和念珠。

蓖麻和相思子都含有毒蛋白：蓖麻毒蛋白（ricin）和相思子毒蛋白（abrin）。它们抑制蛋白质合成，令细胞程序性死亡，从而影响机体。因此，蓖麻毒蛋白和相思子毒蛋白虽在人体内发作缓慢，但不可避免地会导致死亡。

中毒的最初症状在 12～15 小时后出现。摄入剂量越大，中毒者越早感到不适：恶心、呕吐、疼痛、食道和胃部烧灼感、腹泻、头痛、嗜睡、抽搐。大量摄入这类有毒蛋白则会导致中毒者死亡。

蓖麻毒蛋白的毒性极大，比氰化钾还高几倍，在第一次世界大战期间被视作一种潜在的化学武器，但从未被使用过。1978 年，有

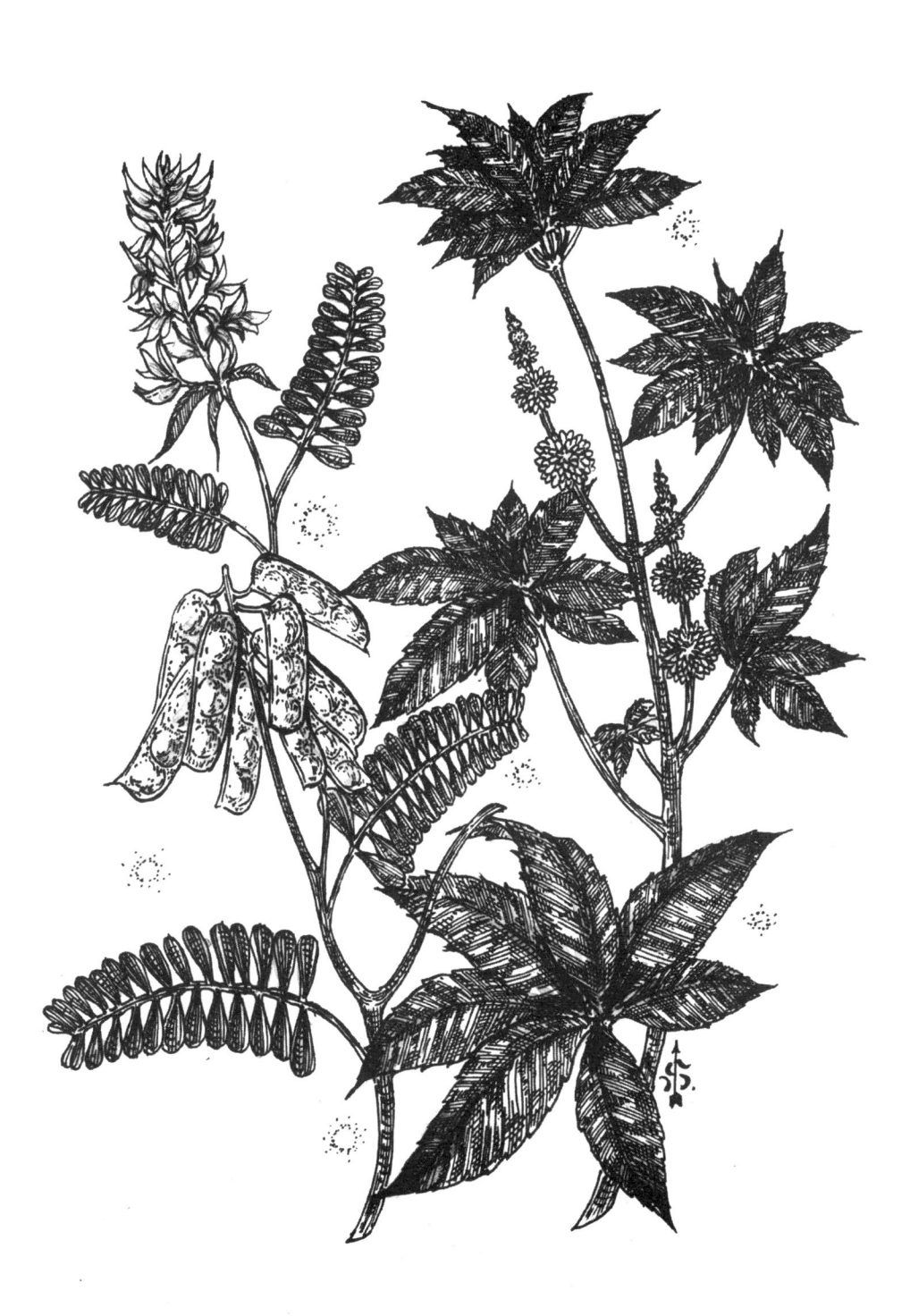

消息称：保加利亚持不同政见者格奥尔基·马尔科夫（Georgi Markov）被安全部门杀害，凶器是一把携带了蓖麻毒蛋白胶囊的尖头雨伞。21 世纪的第二个十年，蓖麻毒蛋白再度成为新闻头条，起因是有人给美国政治家寄信，信上除了言语威胁外，还涂有蓖麻毒蛋白。

有毒物质：蓖麻毒蛋白、相思子毒蛋白。

分布地区：蓖麻分布于印度、巴西、阿根廷、伊朗、中国和非洲国家，相思子分布于热带地区以及北美南部。

半数致死量：口服蓖麻毒蛋白 22 微克 / 千克（即一个成年人摄入 8 ~ 10 颗蓖麻籽）。若将蓖麻毒蛋白制成粉末，平均致死剂量会相应减少数成。相思子毒蛋白口服致死量为 10 ~ 1000 微克 / 千克，吸入致死量为 3.3 微克 / 千克。

毒参

Conium maculatum

在古希腊，毒参是执行死刑时使用的"官方毒药"。历史学家认为，苏格拉底和福基翁（Phocion）并非被毒芹毒杀，而是服用毒参而亡。苏格拉底曾被指控"败坏青年"，而军事将领福基翁则被指控叛国之罪。

毒参在欧洲全境、北非、亚洲都很常见。它是伞形科的一种野生喜温植物。它含有强效生物碱：毒芹碱（coniine）、甲基毒芹碱（methylconiine）、羟基毒芹碱（conhydrine）、假羟基毒芹碱（pseudoconhydrine）及毒芹侧碱（coniceine）。其中，毒芹碱的毒性最大。未成熟的毒参果实含有高达2%的毒芹碱，茎和叶中的生物碱毒性稍弱。

毒芹碱是一种神经毒素。它可以与我们曾讨论过的骨骼肌纤维上的烟碱型乙酰胆碱受体结合，并将其锁定在激活位置。在短暂的激活后，肌肉会完全失去兴奋性，出现松弛性麻痹。因此，这种毒药的作用类似于常用的去极化肌肉松弛剂，如琥珀酰胆碱（succinylcholine）。因此，毒芹碱的致死方式与筒箭毒碱基本相同，都是使中毒者因呼吸肌麻痹而死亡。

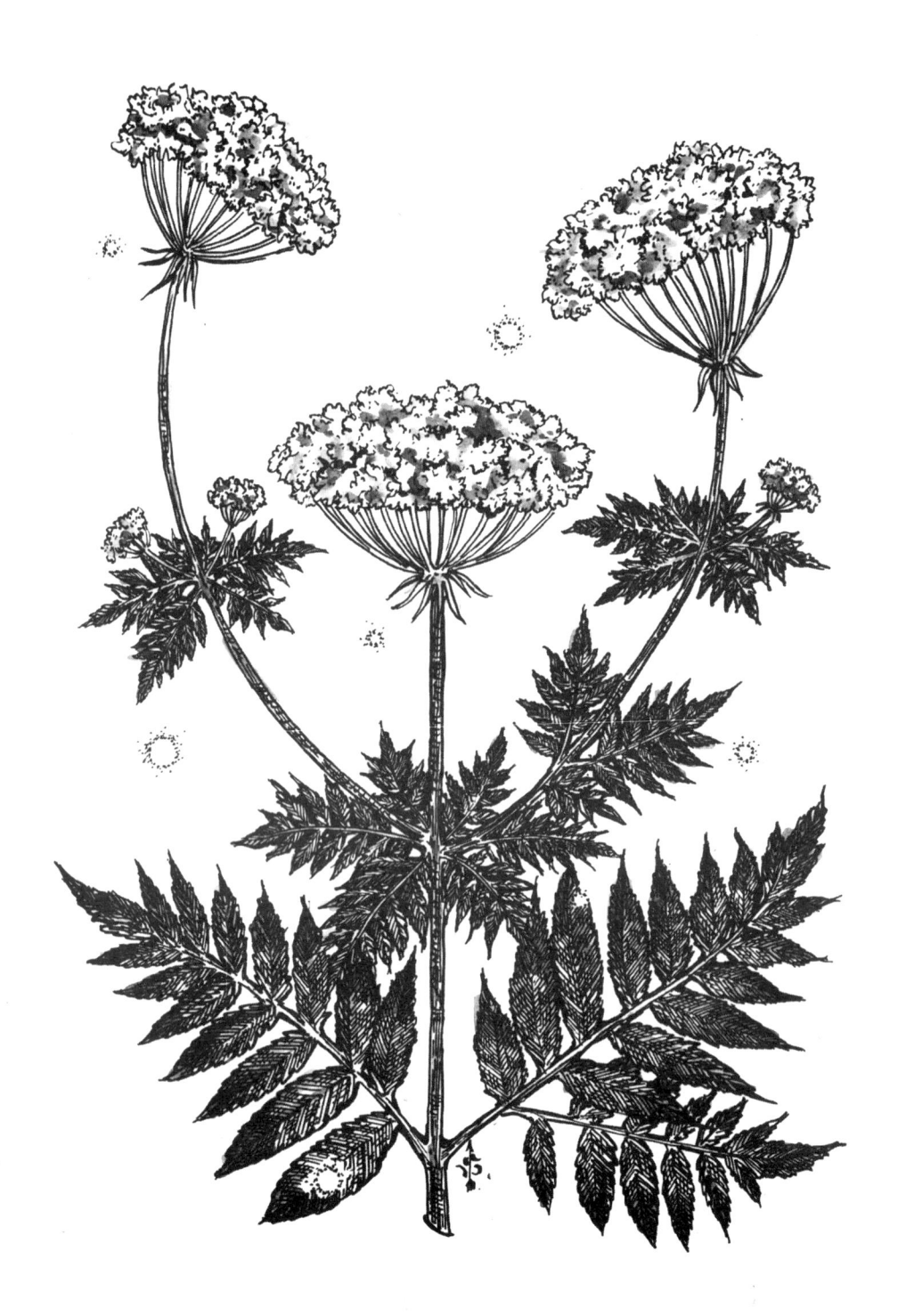

中毒的初期症状在 30 ~ 40 分钟后出现，中毒者会出现恶心、流涎、头晕、吞咽和言语功能受损、上升性麻痹、窒息加剧、呼吸困难等与乌头碱中毒相似的症状。如果摄入剂量过大，会导致中毒者呼吸抑制甚至死亡。

毒参是一种毒性非常强的植物。食用这种植物的茎、根和其他部分都会中毒，但毒参仍被不加节制地运用于替代医疗。

结构式

毒芹碱

有毒物质：毒芹碱。

分布地区：北非、欧洲全境、亚洲、北美、高加索地区和西西伯利亚。

半数致死量：口服 0.15 克，对人类而言，毒芹碱致死量为 0.5 毫克 / 千克。小鼠静脉注射的 LD_{50} 为 7 ~ 12 毫克 / 千克。

瑞香

Daphne

俄罗斯作家阿克萨科夫（Aksakov）、普里什文（Prishvin）、索科洛夫－米基托夫（Sokolov-Mikitov）和斯拉德科夫（Sladkov）都曾多次写到这种有毒植物——每个人都提到瑞香是一种致命的植物。尽管它被用于民间医疗，但这种尝试可能会以患者的健康为代价。

瑞香在俄罗斯也被称为"狼皮"或"狼椒"，但当你看到它时，很难将它与"狼"联系在一起。瑞香是一种漂亮的矮小灌木，有芬芳的花朵和红色浆果。瑞香属约有 90 种植物，最常见的是二月瑞香（*Daphne mezereum*）。它经常出现在俄罗斯的森林中。

瑞香属的植物学名称来源于"dáphne"，在希腊语中意为"月桂"，叫这个名字是因为瑞香叶子的外观与真正的月桂叶相似。瑞香属植物主要含有香豆素类［瑞香苷（daphnin）、瑞香素（daphnetin）］、二萜类［密执毒素（mezerein）、瑞香毒素（daphnetoxin）］和其他活性成分。该植物的浆果是最危险的，所含有毒物质最多。

密执毒素对黏膜和皮肤有强烈的刺激作用，会引起皮肤瘙痒、灼热和泛红。密执毒素是瑞香产生毒性的根源。瑞香素对维生素 K 有拮抗作用，即作为一种抗凝血剂发挥作用，导致出血量增加。

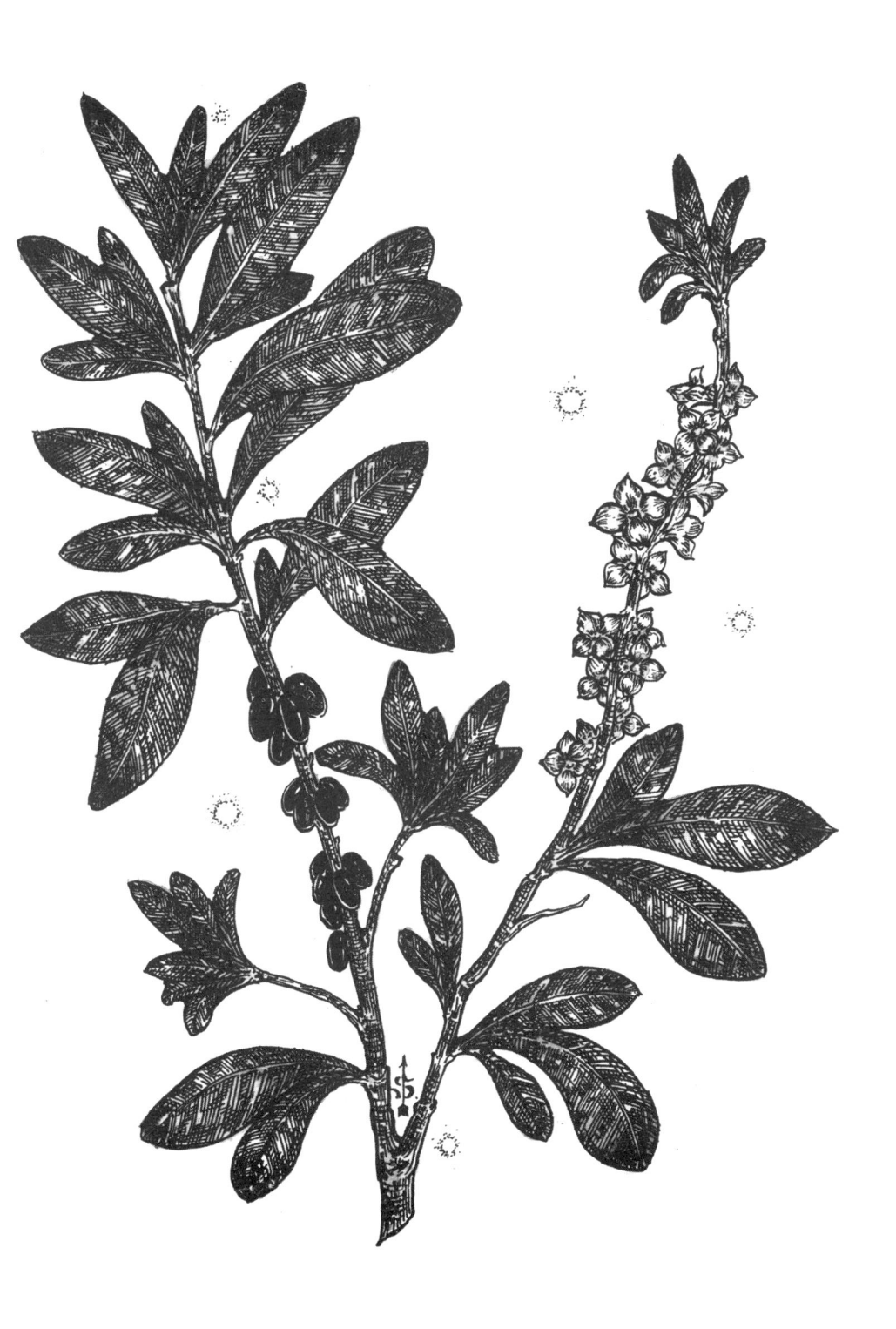

儿童或意识不清醒的成人是最常见的误食瑞香浆果中毒的人群。误食这些浆果会对食用者的胃、肠道和肾脏造成严重刺激。如果不慎接触到这种植物的汁液，皮肤会受到严重刺激，甚至坏死。

结构式

瑞香苷

密执毒素

有毒物质：瑞香苷、密执毒素。

分布地区：欧洲、外高加索地区、中亚、中国、日本等，俄罗斯几乎所有森林地带。

翠雀

Delphinium

翠雀的名称来自古希腊语"delphis",不知是因为它形似海豚的头部,还是因为它生长在古希腊圣地德尔斐。[1]

翠雀是一种明艳绚丽的植物,因此一些更美丽精致的品种作为观赏植物被种植在花园里。但翠雀近乌头属,即使在观赏性花卉中,也可以找到有毒的品类。

翠雀属于毛茛科,有400多个不同品种。在俄罗斯,最常见的是高翠雀花(*Delphinium elatum*)和田野飞燕草(*Delphinium consolida*)。它们多生长于森林和牧场。

翠雀是有毒的。植株的所有部分都含有高达4%的有毒物质[二萜类生物碱(diterpenoid alkaloid)和叔胺(tertiary amine)],其中果实和根部含量最高。

每种植物都有其特有的、随生长而变化的有毒物质。翠雀的生物碱与乌头的有毒物质效果相似,具有麻痹神经、破坏心脏功能的作用。每年都有数以百计的牲畜因各种翠雀而中毒的案例,其中毒性最强的

---

[1] 该词是"海豚"(dolphin)的词源,同时也指古希腊著名的德尔斐神庙。——译者注

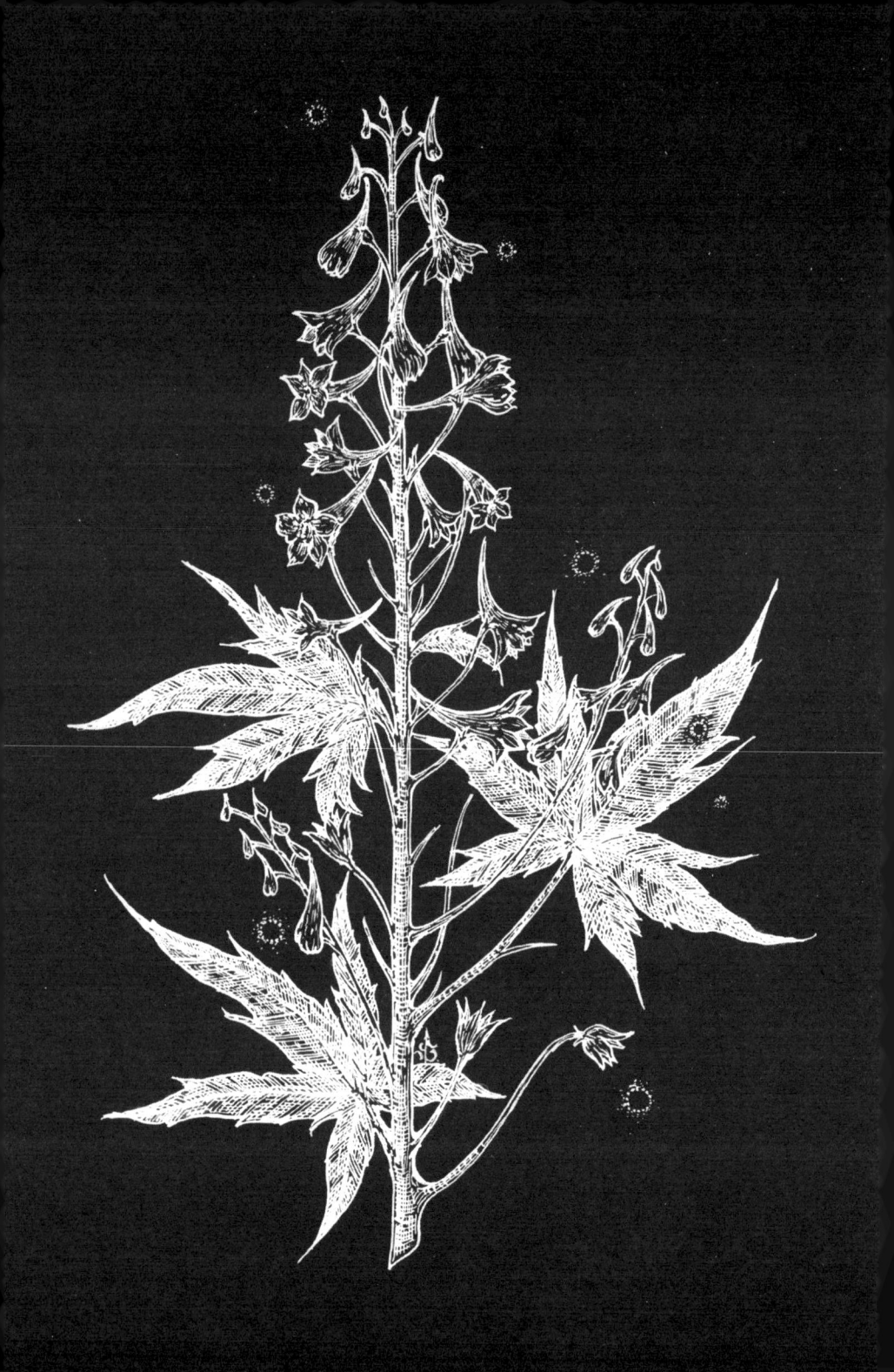

是高翠雀花。它含有一些有毒物质：高飞燕草碱（elatine）、翠雀苷（delphinin）、德尔塔林（deltaline）、翠雀胺（delphamine）、易混翠雀花碱（condelphine）、甲基牛扁碱（methyllycaconitine）等。下文主要介绍高飞燕草碱，它是翠雀中含量最丰富的有毒物质。

高飞燕草碱对神经系统有明显的影响：它抑制大脑皮层下的中枢神经，降低血压，抑制神经肌肉突触的兴奋，导致骨骼肌放松。若不慎食用了翠雀的根茎，摄入大剂量的高飞燕草碱，中毒者便不能动弹，严重者会因呼吸衰竭而死亡。

但是，翠雀毒素导致神经麻痹的效果在一定程度上也可以为人类服务。至少，人们曾有过这样的构想。有人提议，翠雀毒素可以作为一种肌肉松弛剂用于外科手术。以前甚至有一种含有高飞燕草碱的制剂被用来治疗帕金森病（Parkinson's disease，PD），但现在已经停止使用了。

过去，翠雀被用于控制害虫：人们将以翠雀为主要成分的煎剂喷洒在植物或房屋上，以此来驱赶动物。在传统医学中，翠雀被用来制作敷剂、煎剂和浸膏，几乎可以治疗任何基础疾病，如寄生虫病、骨折或喉咙痛、肺炎以及肝脏、膀胱和眼部疾病。但由于无法控制其中有效成分的含量，以及它们本身含有剧毒，这种民间药方的使用充满了风险。

结构式

高飞燕草碱

有毒物质：高飞燕草碱（结构式如上图）、翠雀苷、德尔塔林、翠雀胺、易混翠雀花碱、甲基牛扁碱。

分布地区：整个北半球，包括非洲部分地区、中国、印度等地。

半数致死量：口服 5 毫克 / 千克。

夹竹桃

Nerium oleander

夹竹桃在许多亚热带地区都有栽培。它是一种常绿灌木，有美丽的花朵，多为白色、粉色，偶有红色、黄色。正是因为它的花，夹竹桃成了一种备受欢迎的观赏植物。

尽管其多瓣的花朵异常美丽，但其中的毒性也很强。夹竹桃的所有部分都含有强心苷，其中，欧夹竹桃苷（oleandrin）是最危险的成分。

夹竹桃是毛地黄的毒理学类似物，所含有毒物质的作用方式相同。例如，欧夹竹桃苷抑制一种重要的蛋白质钠钾 ATP 酶（又称钠钾泵）的作用，会造成心律失常和重要器官缺氧。人和动物摄入夹竹桃汁会引发严重的腹绞痛、呕吐和腹泻，继而引发严重的心脏和中枢神经系统的问题。夹竹桃所含的强心苷在大剂量摄入时可导致心跳骤停。

人类因欧夹竹桃强心苷而中毒的案例并不罕见。有研究表明，一些动物对这些物质有抵抗力，但对于那些因好奇而尝试的儿童来说，这种植物可能很危险。

还存在着一些关于夹竹桃的有害影响的传说：有一次拿破仑军队的士兵在一个陌生地点（也有版本称是马其顿王国的亚历山大大帝在

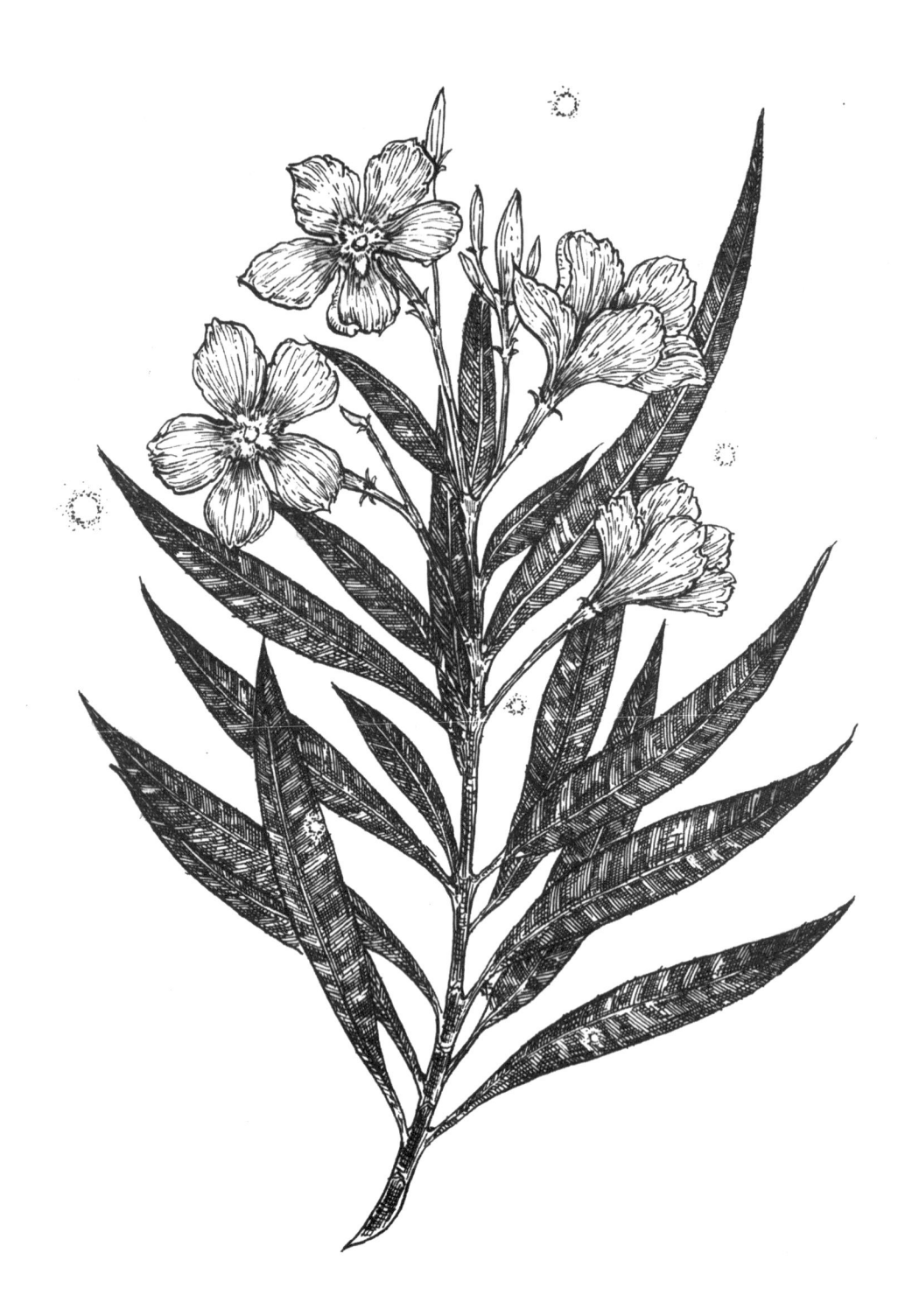

克里米亚）用开着美丽粉色花朵的树枝当作柴火煮晚餐，每个吃过这顿晚餐的人第二天早上都没有醒来，因为这些树枝是从夹竹桃树丛中摘下来的。这些情节没有证据，所以只能被当作传说。

夹竹桃因其美丽的外观而引起了艺术家的注意：古斯塔夫·克里姆特（Gustav Klimt）画了《夹竹桃与两个女孩》（*Two Girls With An Oleander*），凡·高画出了他的名作《夹竹桃》（*Oleanders*）。夹竹桃还多次出现在书籍和电影中，例如珍妮特·菲奇（Janet Fitch）的小说《白色夹竹桃》（*White Oleander*）及其同名改编电影。夹竹桃是广岛受原子弹轰炸后率先盛开的花。

结构式

欧夹竹桃苷

有毒物质：欧夹竹桃苷。

分布地区：从摩洛哥、葡萄牙到中国南部的亚热带地区，黑海沿岸，外高加索地区，以及中亚南部。

毒藤
Poison ivy

毒藤女是 DC 漫画中的一个反派，她有通过分泌毒素而杀人的超能力，她名字中的这种植物会引起人严重的过敏反应。毒藤，又名毒漆藤、毒葛，是一种落叶藤本植物，广泛分布于北美和中国的部分地区。毒藤与我们想象中的藤类不一样。乍一看，这种植物很不显眼，但你不要小看它：它可以对人体健康造成极大的损害。在一本关于如何辨别毒藤的手册中，它的描述如下：

"三小叶复叶；没有刺；每三片小叶都长在叶柄茎上，与主藤连接。如果满足以上三个条件，恭喜你，你已经在不经意间发现了毒藤。"

毒藤之所以危险，是因为它含有漆酚（urushiol）。漆酚的名称来自日语，表示一种产自东亚地区的漆树。漆酚存在于毒橡树、毒漆树和其他漆树属的植物中。大多数人在与漆树接触后都会患上由漆酚引起的接触性皮炎，这是一种过敏反应，通常伴有皮肤瘙痒、发炎、泛红和起疱等症状。这种植物燃烧时，产生的物质也会刺激呼吸器官。

漆酚不是一种单一物质，而是几种物质的混合物。如果它是饱和的，不含双键，那么只有一小部分人对这种物质过敏。但如果它含有双键，那么多达 90% 的人会对它过敏。当漆酚与皮肤接触时，它们

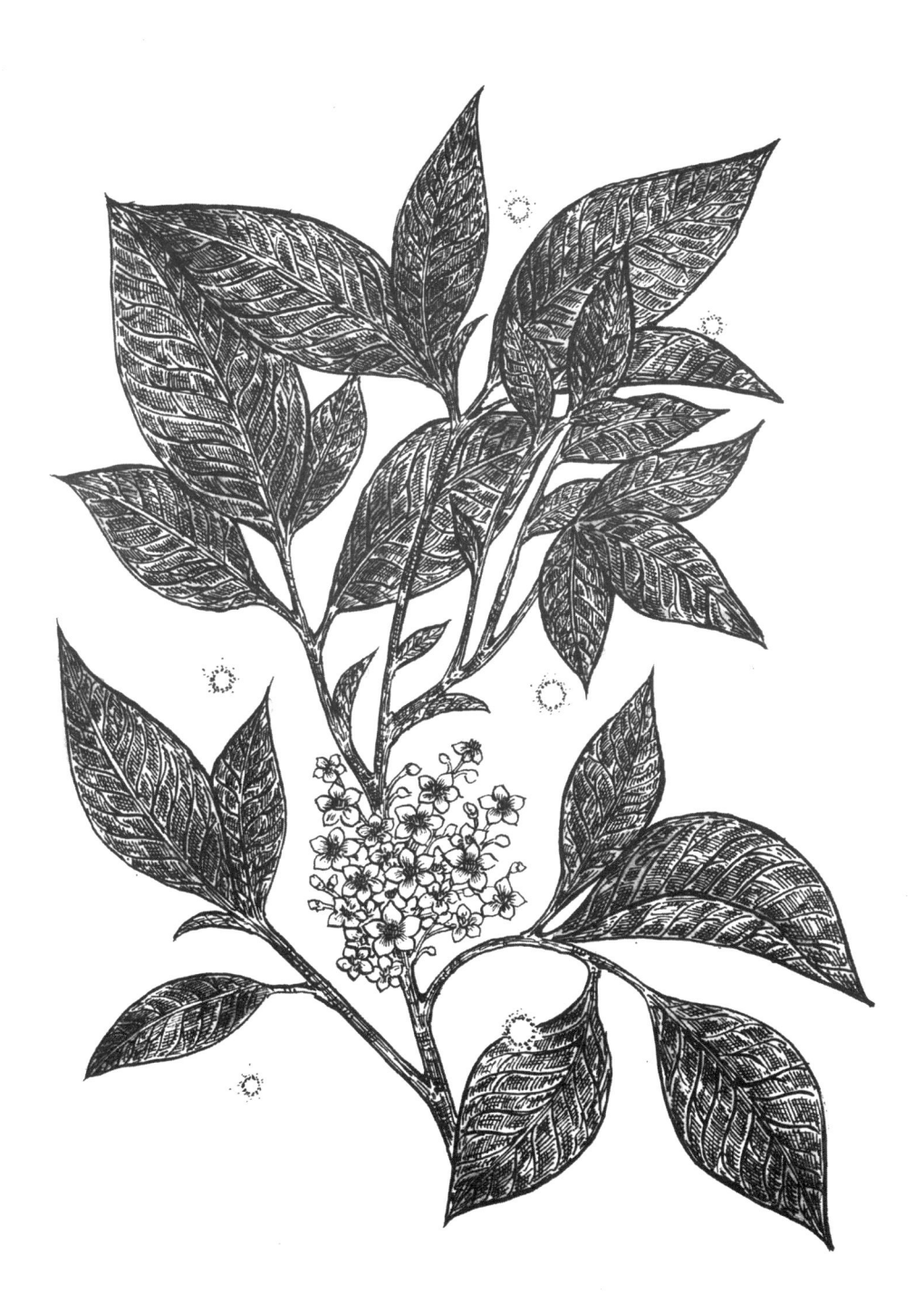

会自发地转变为与皮肤蛋白结合的活性形式。免疫系统将这些受损的蛋白质视为外来物质，并产生抗体来对抗它们，从而导致过敏反应。事实上，毒藤本身并不存在什么危害，而是借我们的免疫系统之手发挥毒性。在美国，每年约有 700 万起因接触含有漆酚的植物而产生的医疗救助事件。有些高敏体质的人还会对杧果产生过敏反应，因为杧果本身（特别是果皮）也含有漆酚。

结构式

其中 R = $(CH_2)_{14}CH_3$，
R = $(CH_2)_7CH=CH(CH_2)_5CH_3$，
R = $(CH_2)_7CH=CHCH_2CH=CH(CH_2)_2CH_3$，
R = $(CH_2)_7CH=CHCH_2CH=CHCH=CHCH_3$，
R = $(CH_2)_7CH=CHCH_2CH=CHCH_2CH=CH_2$
……

漆酚是邻苯二酚（pyrocatechol）的几种带有不同饱和度的长侧链的衍生物的混合物。

有毒物质：漆酚。

分布地区：北美洲、中国部分地区。

四叶重楼
Paris quadrifolia

你也许会在森林里遇到这种植物。它有深色浆果，周围生长着四枚大叶子。它也被称为"狼眼""布谷鸟的眼泪""熊的浆果"。几个世纪以来，人们都知道它是危险的，从未将其作为药物。

四叶重楼所含的有毒物质是皂苷（saponin），具有表面活性。简言之，它们能够在水溶液中形成厚厚的泡沫。植物中的皂苷可以抵御影响植物生长的有害细菌。

当黏膜接触到四叶重楼汁液时会受刺激。误食其浆果会令食用者恶心、腹泻、痉挛、头晕，食用量过大还会引发心脏问题。儿童易被四叶重楼发亮的黑色浆果吸引，误食而中毒，幸而目前鲜有中毒致死的相关报道。

在中世纪，人们认为四叶重楼可以解救被施了魔法的人，所以把四叶重楼的浆果装在口袋中，或缝进衣服里，以此作为在瘟疫和其他疾病流行时祈求庇佑的一种举动。

有毒物质：生物碱、强心苷、有机酸和皂苷。

分布地区：欧洲中部、亚洲的温带到俄罗斯堪察加半岛的森林。

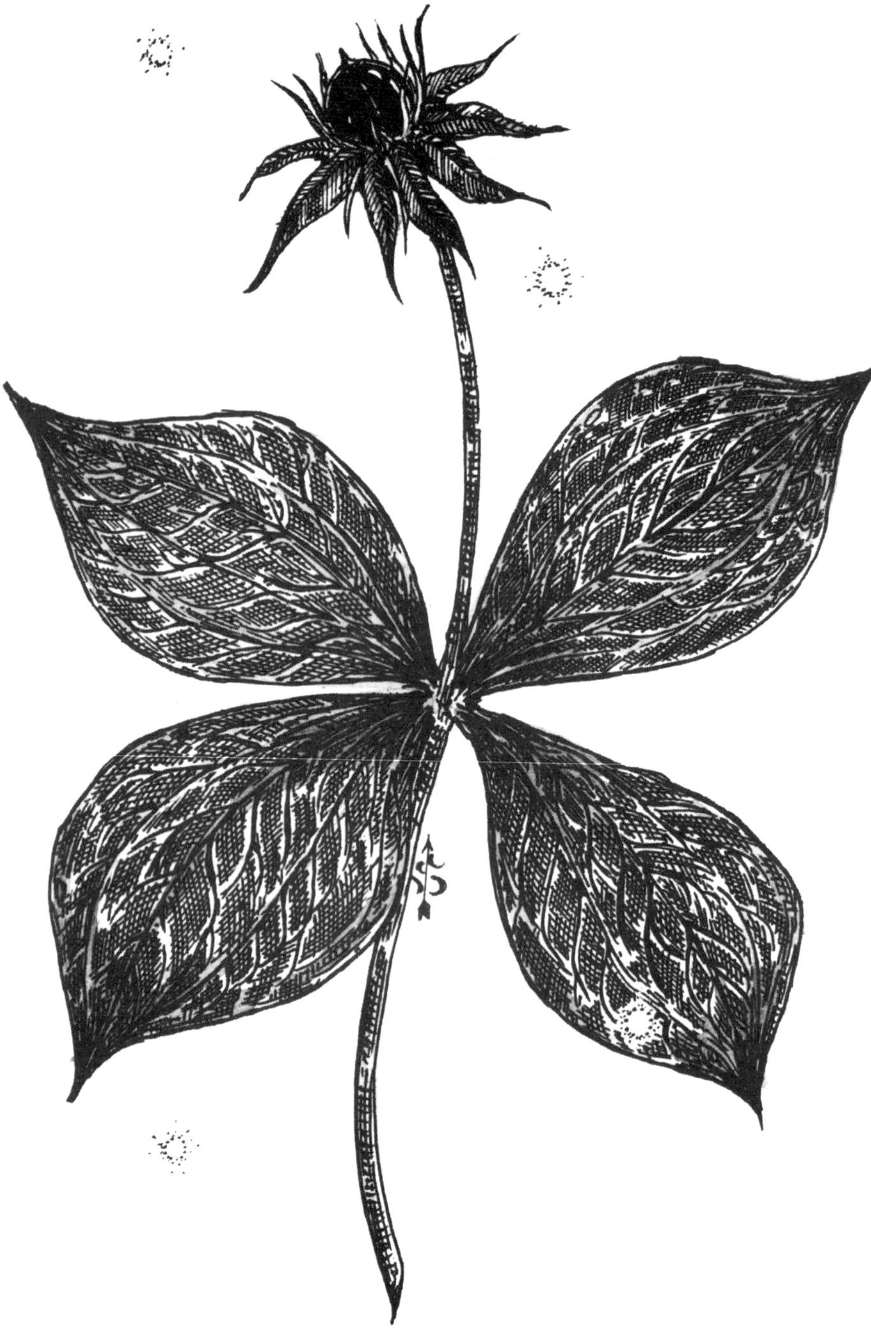

铃兰

convallaria majalis

铃兰花的气味在香水业备受重视,花本身也经常被用于花艺。此外,它还是歌曲和绘画永恒的主题。然而,食用铃兰花可能导致死亡。电视剧《绝命毒师》(*Breaking Bad*)的观众应该对这一情节都有印象:主人公化学家沃尔特·怀特(Walter White)在第四季的一集中使用了铃兰制毒。

铃兰全株及果实均含有强心苷类毒素,共有30多种有毒化合物,其中毒性最强的是铃兰毒苷(convallatoxin)、铃兰毒原苷(convalloside)和铃兰醇苷(convallatoxol)。铃兰所含生物碱对心脏功能的作用机制与夹竹桃和毛地黄相似。

大多数铃兰中毒的病例发生在误食该植物的花或浆果的儿童身上。中毒情况与其他强心苷中毒的情况相似,中毒者会在心脏骤停的情况下死亡。服用铃兰制剂也很危险,多次使用会导致服用者严重中毒。

铃兰对心脏功能的影响由来已久。传说,阿波罗(Apollo)把铃兰送给了古希腊医药之神阿斯克勒庇俄斯(Asclepius)。19世纪80年代,俄国著名的内科医生谢尔盖·彼得罗维奇·博特金(Sergey Petrovich

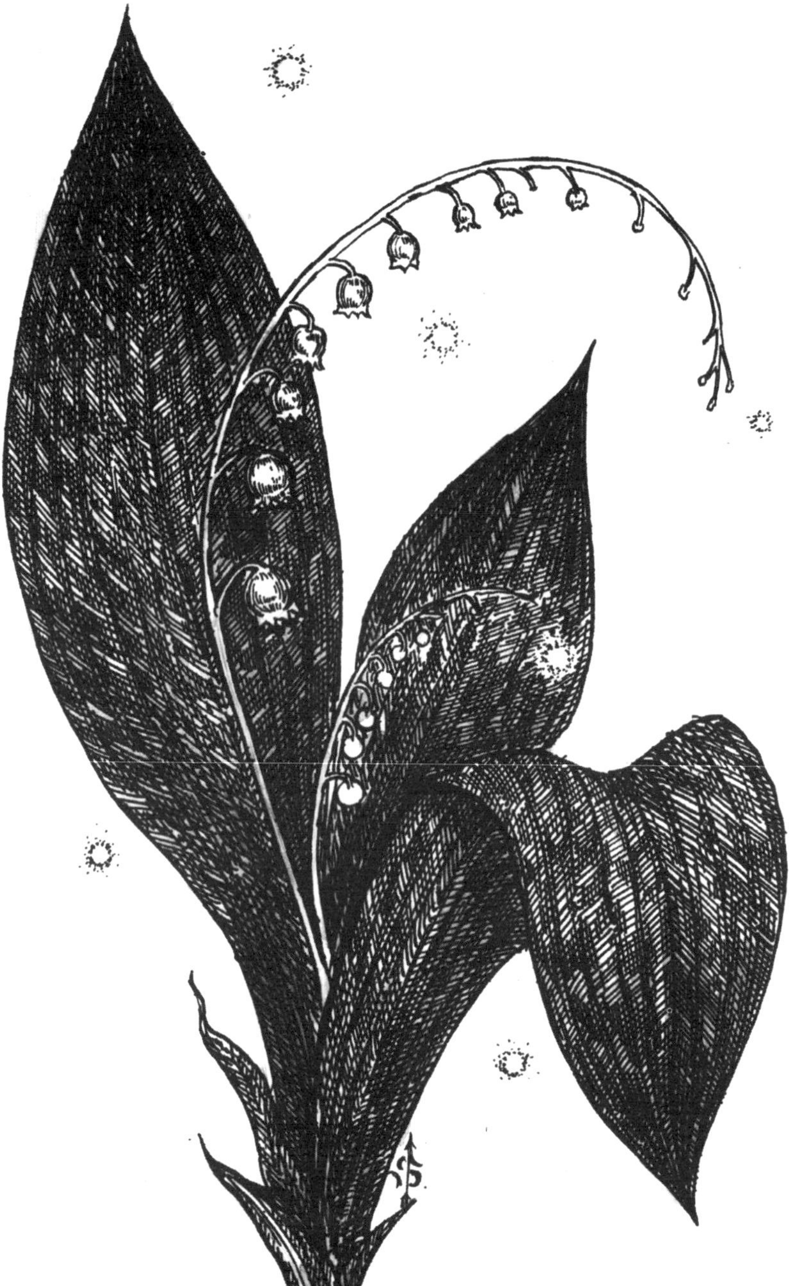

Botkin）开始使用铃兰治疗心脏疾病。经过多年对铃兰的研究和对其提取物的分离，以铃兰提取物为基础的制剂成了正统医疗的一部分。铃兰的运用之路艰辛而漫长，因为一旦使用了错误的药物剂量，就有可能导致患者死亡。这使得许多医生不敢轻易使用铃兰酊剂。

铃兰也在文化中留下了痕迹。它的气味成为香水中最受欢迎的香型之一。它存在于各色绘画、书籍和电影中。铃兰不仅是忧郁和纯洁的象征，在中世纪还是一种治疗的象征。比如，在尼古拉·哥白尼（Nicolaus Copernicus）现存的画像中，他手持一束铃兰，代表他在当时的人们心中是一位医术高明的医生。

结构式

铃兰毒苷

有毒物质：铃兰毒苷（一种强心苷）。

分布地区：欧洲全境、高加索地区、小亚细亚、北美、中国、俄罗斯远东地区。

半数致死量：小鼠经口 LD_{50} 为 0.04 毫克 / 千克。

秋水仙
colchicum autumnale

在民间说法中,秋水仙被称作"有毒的藏红花""魔鬼面包"和"蜘蛛花"。因为它的花与蓝色藏红花颜色相似,所以也被称为"草原藏红花"。部分品种因其绮丽的外观而被作为观赏性花卉栽培。

但是如果这种植物没有危险性,也就不会出现在本书中了。它的所有部分都含有有毒的生物碱——秋水仙碱(colchicine),在成熟的种子中,这种物质的含量可高达 0.5%(按重量计)。

有人认为,英国连环杀手凯瑟琳·威尔逊(Catherine Wilson)在作案时使用的正是秋水仙碱。凯瑟琳是一名护士,她劝说患者把遗产交给她,然后用毒药毒杀他们。凯瑟琳只被指控犯下一起谋杀案,但据称她还涉嫌其余六起案件。

秋水仙碱破坏了使细胞运动并保持其形状的细胞骨架——微管系统。秋水仙碱中毒会导致多器官衰竭(即中毒反应在多器官中发生)。它抑制了细胞分裂的过程,麻痹毛细血管,导致血液溢出到胃肠黏膜的毛细血管中。它还会增加肠道蠕动,影响肾脏和中枢神经系统。中毒结果是对机体各部分都造成了打击。

如果毒素进入胃肠道,中毒的最初症状不会立即显现,而是需要

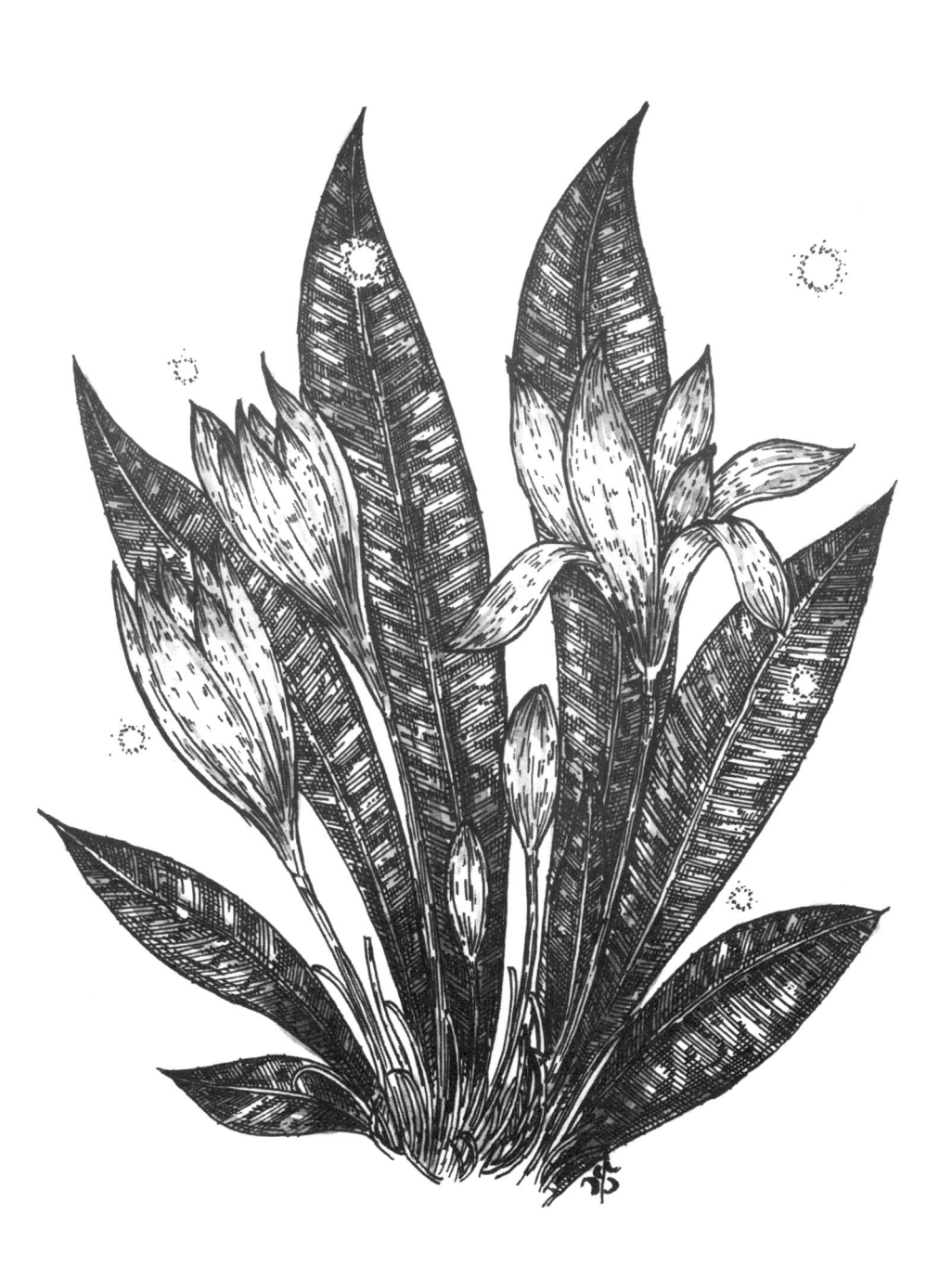

一天或更长时间。最常见的中毒原因是摄入含有秋水仙碱的酊剂和药方，较为少见的中毒原因是误食部分植物（多见于儿童）。这种中毒并不常见，但大约 10% 的中毒案例会导致中毒者患严重的、无法治愈的疾病或死亡。

如何鉴别秋水仙中毒？秋水仙碱会引起中毒者严重呕吐、腹泻和口渴，心率减缓，然后加速到每分钟 150 次以上，脸色苍白，嘴唇发绀，肌张力降低，可能出现抽搐，随之出现瘫痪迹象，呼吸中枢麻痹。中毒者越早寻求医疗救助，留下后遗症的概率越低。

秋水仙碱是一种毒物，但也是一种药物。秋水仙碱在公元前 1500 年被首次提及，在最古老的医学文献之一的古埃及医籍《埃伯斯纸草书》（*Ebers Papyrus*）中，它被描述为一种治疗风湿病和水肿的药物。如今，秋水仙碱被用于治疗痛风。同时，它也是治疗罕见病"家族性地中海热"（familial Mediterranean fever）及其他几种自身免疫性疾病和自体炎症性疾病的唯一药物。由于秋水仙碱有剧毒，因此患者必须按照医生的处方服用——要注意剂量，并将其放置在儿童接触不到的地方。

结构式

秋水仙碱

有毒物质：秋水仙碱。

分布地区：欧洲、地中海、小亚细亚、高加索地区。

致死量：约 5 克，酊剂为 50 克，纯秋水仙碱为 20 毫克。7 毫克（治疗性）的纯秋水仙碱的剂量已经可以导致一些人出现严重甚至致命的后果。曾有案例表明，秋水仙碱制剂与酒精一起服用可致死。

苦杏仁

Bitter Almond

其实将本节命名为苦杏仁苷（amygdalin）更为准确，因为主要谈论的是这种物质。苦杏仁苷不仅存在于苦杏仁中，还分布在杏、桃、苹果、李子及其他许多我们经常食用的蔷薇科植物果实的种子中。但是，直到1830年，人们才首次将苦杏仁苷从苦杏仁中分离出来，该词的古希腊语词源"amygdálē"意思就是"杏仁"。

杏仁分为苦杏仁和甜杏仁。苦杏仁的苦杏仁苷含量最高（达3.5%），因此不宜生食。成人口服50颗生杏仁可致死，而儿童的致死量仅为10颗。

苦杏仁苷本身没有毒性，但一旦进入人体，它就会分解为葡萄糖、苯甲醛和氢氰酸，而对生命构成主要威胁的是氢氰酸。

苦杏仁苷在同类物质中并非独一无二，还有其他能够产生氢氰酸的苷类存在，比如木薯中的亚麻苦苷（linamarin）、高粱中的蜀黍苷（dhurrin）等。

苦杏仁苷中毒会干扰人体内细胞的氧代谢，此时，对缺氧极为敏感的中枢神经系统细胞率先受到影响，继而引起大脑中枢神经受损，最终，中毒者会死于呼吸衰竭。

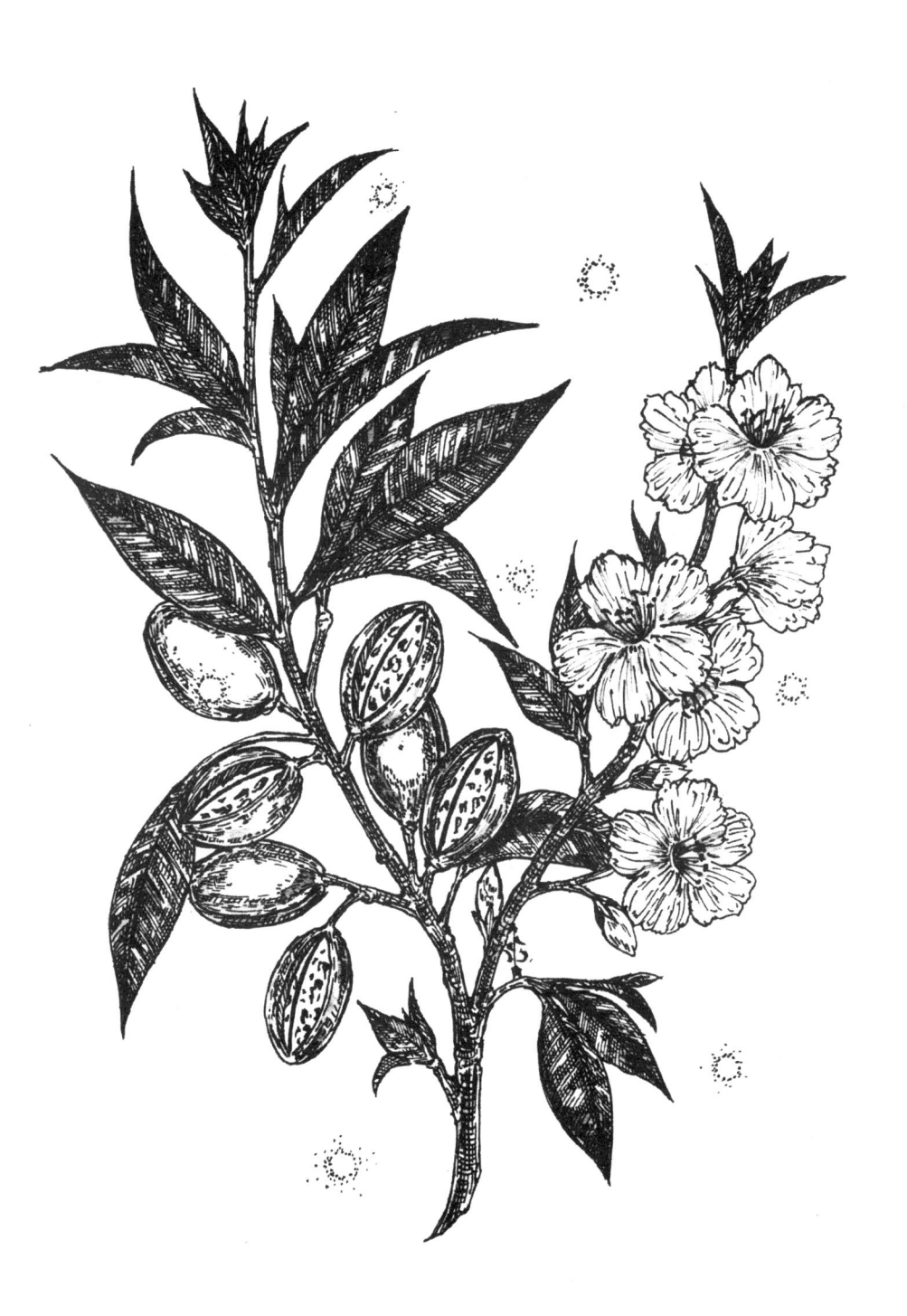

苦杏仁苷的水解过程

（图：苦杏仁苷 + 2H₂O →（酶，酸性条件）2 葡萄糖 + HCN + 苯甲醛）

根据摄入量的不同，苦杏仁苷的中毒症状也会呈现出一定的差异。在轻度中毒的情况下，中毒者会感觉口中有金属味、虚弱、恶心、呕吐、腹痛、抽搐，甚至失去意识。在大量摄入苦杏仁的情况下，中毒者可能会出现头痛、耳鸣和心脏疼痛的症状。而如果服食了致命剂量的苦杏仁，中毒者就会突发惊厥，但此时皮肤颜色不会发生明显变化，几分钟后，中毒者会因呼吸衰竭而死亡。

近几年，有人将苦杏仁苷用于"治疗"，导致相关中毒案例激增。苦杏仁苷被当作一种"新型维生素 B_{17}（laetrile）"售卖。尽管它被称为一种抗癌药物，但苦杏仁苷的抗癌功效并未得到认可：研究表明，它的效果并不比安慰剂好。尽管目前缺乏关于苦杏仁苷益处的实证与关于其毒性的研究数据，但替代疗法的拥趸仍在使用它——大多数中毒案例都发生在这些人身上。用"维生素 B_{17}"治疗癌症是医疗界一个典型的骗局。

结构式

苦杏仁苷

有毒物质：苦杏仁苷（有毒物质分解时产生氢氰酸）。

分布地区：亚洲、南美洲、地中海沿岸地区。

致死量：每 500 毫克苦杏仁苷可释放 180 毫克氢氰酸，足以令一个成年人死亡。

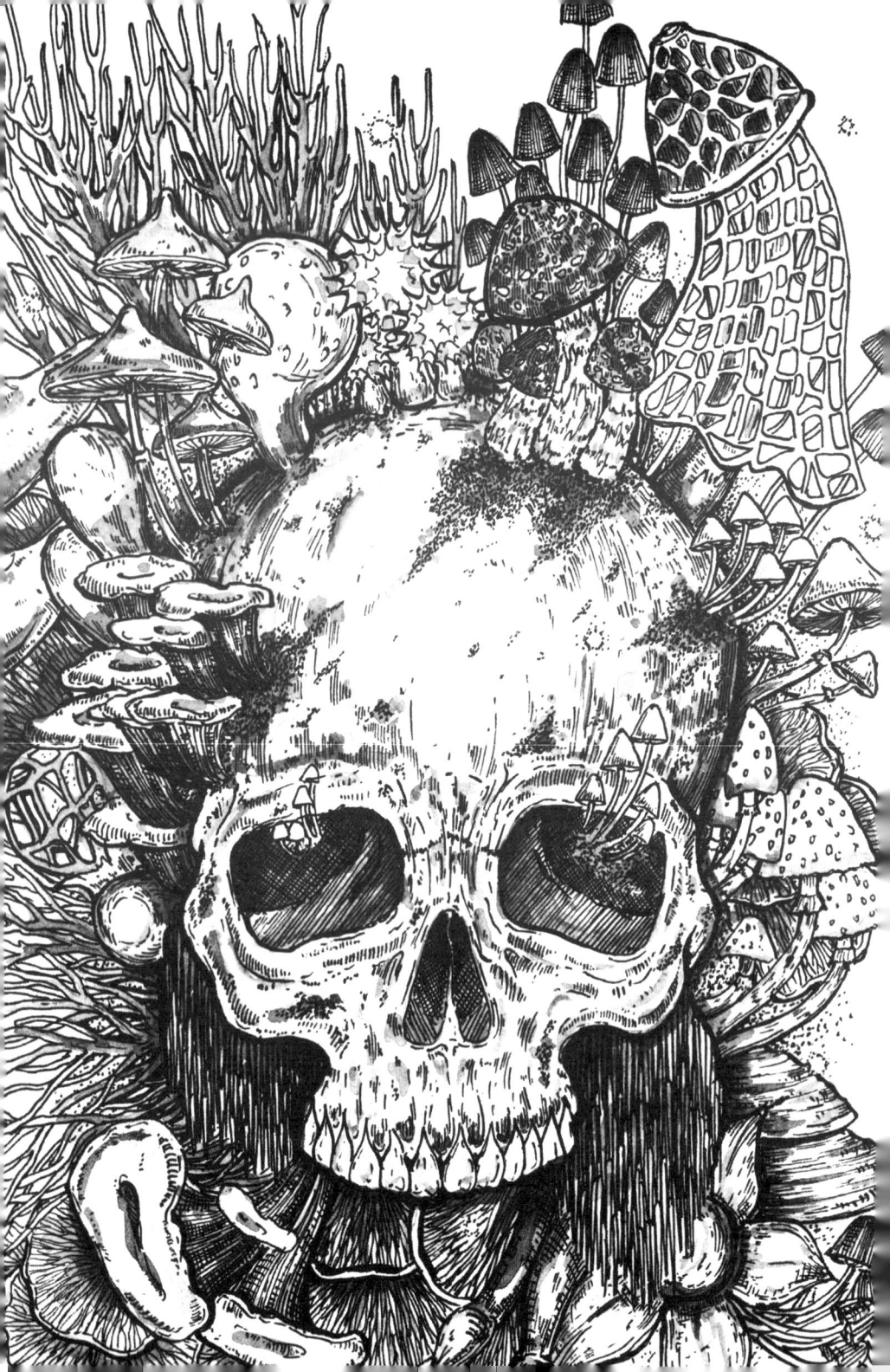

有毒高等真菌和微生物毒素

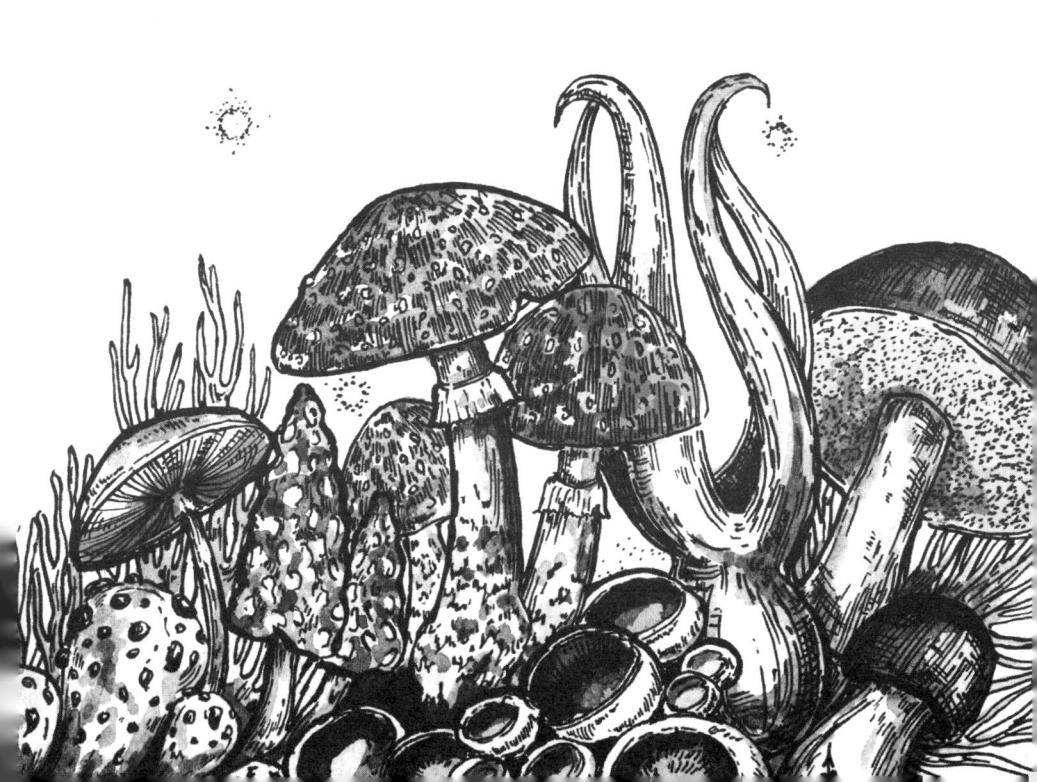

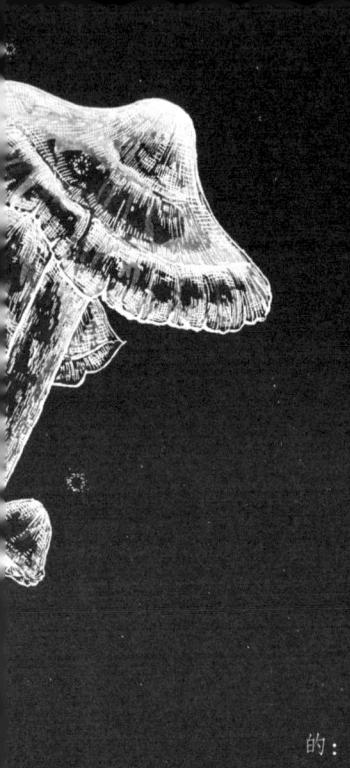

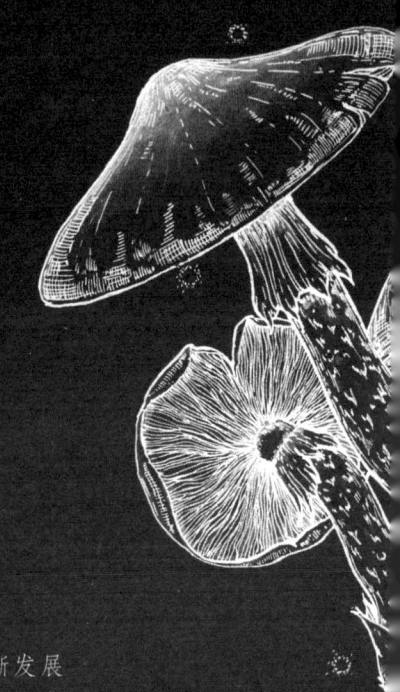

人们对菌类的认知是逐渐发展的：越美味的品种出现得越早，越有毒的品种散播得越快。

——康斯坦丁·爱德华多维奇·齐奥尔科夫斯基

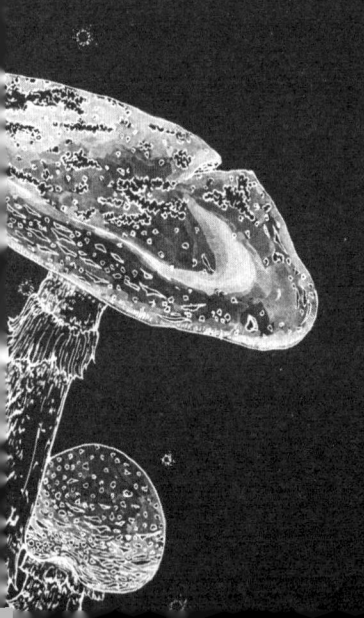

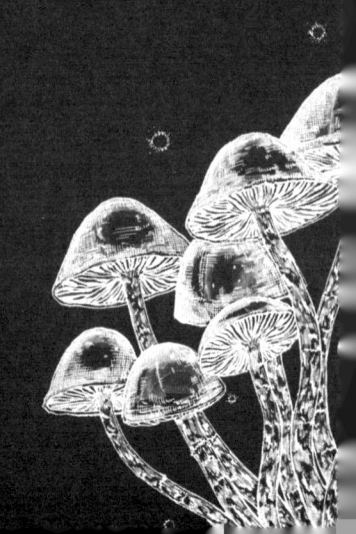

许多年来，人们把真菌归于植物界，认为它们只是植物的一种特殊品种。直到20世纪70年代，科学家们才积累了足够的资料佐证，使真菌成为一个独立的分类。在现实中，真菌与植物和动物都有明显的不同，它们在生态系统中发挥着重要作用：它们分解生物体的残骸，为肥沃土壤的形成做出了贡献。

而我们常说的蘑菇只是它们的子实体——人与动物的食物。蘑菇几乎遍布世界的每个角落，许多国家的餐桌上都可以看到用蘑菇制作的菜肴。

真菌种类繁多，需要通过分类来了解它们。最简单的一种分类方式是按可食用性划分，分为可食用菌（包括在一定条件下可食用的菌类）、不可食用菌及毒菌。

可食用菌，顾名思义，它们可以被食用。而划分不可食用菌与毒菌时，就会出现混乱的情况。

不可食用菌是指那些无法食用的菌类，不是因为它们含有有毒物质，而是因为它们体积太小、味道极其苦涩 [如苦粉孢牛肝菌（ *Tylopilus felleus*)]、气味难闻 [如狗蛇头菌（ *Mutinus caninus*)] 或黏稠度不合适 [如多孔菌（ *Polyporus* ）、鬼伞（ *Coprinus*) 等]。这些蘑菇不会导致中毒，如果你有非常强烈的食用欲望，只要对其进行适当的热处理，就可以食用它们。这些蘑菇也许不好吃，或让人吃了不舒服，但你不会中毒。

而误食毒菌则会造成身体机能紊乱，因为它们含有毒素。毒菌可分为引起食物中毒、导致神经系统紊乱以及有致命毒性的蘑菇。在超过10万种的蘑菇中，发现有致命毒性的并不多。但那些致命菌种应该让每个人都了解。

真菌毒素（mycotoxin）可分为以下几组。

环肽（cyclic peptide）

常见的环肽类型毒素主要有鬼笔毒肽（phallotoxin，由7个氨基酸残基组成）和鹅膏毒肽（amatoxin，由8个氨基酸残基组成）。它们常存在于鹅膏菌（*Amanita*）、毒鹅膏（*Amanita phalloides*）和盔孢伞属（*Galerina*）的部分品种中。鬼笔毒肽和鹅膏毒肽无法在高温烹调后分解，因此含有以上毒素的菌类不宜贸然食用。

甲基肼（monomethylhydrazine）

甲基肼是一种溶血毒素，和后文提到的鹿花菌素(gyromitrin)一样会对人类肝脏产生危害，鹿花菌素水解后会产生甲基肼。

奥来毒素（orellanine）和丝膜菌素（cortinarin）

这些毒素主要存在于丝膜菌属及丝盖伞属（*Inocybe*）真菌之中，影响人类的肾脏功能。

毒蝇碱（muscarine）

这种有毒生物碱主要存在于鹅膏菌、丝盖伞属和杯伞属（*Clitocybe*）中，易引起发热和心动过速。

鹅膏蕈氨酸（ibotenic acid）和蝇蕈醇（muscimol）

这些毒素同样存在于鹅膏菌属中，它们的中毒反应类似于酒精中毒。虽然不致命，但会导致严重脱水。

此外，有些菌类会导致严重的胃肠道疾病[如簇生黄韧伞（*Hypholoma fasciculare*）、黄斑蘑菇（*Agaricus xanthodermus*）等]和过敏反应[如卷缘桩菇（*Paxillus involutus*）]。有时，要区分可食用菌种和有毒菌种可能很困难。因此，当我们去采摘蘑菇时，应该仔细辨别。在本篇中，我们将讨论那些可能在森林中遇到的、毒性极强的蘑菇。

除了真菌，我们还会谈论那些肉眼看不见的微生物。虽然我们看不到它们，但我们可以经常感受到它们的活动。它们可以使食物变质腐烂、伤口感染、蔬菜发酵，在它们的帮助下，还可以产生酒精。

细菌毒素可分为外毒素和内毒素。外毒素是细菌在生长过程中产生的毒性物质，可被菌体释放到环境中，对生物体有非常强烈的影响，还可引发肉毒杆菌中毒、白喉、气性坏疽和破伤风等病症。它们是蛋白质，可以通过阻断蛋白质合成或神经冲动传递，破坏细胞间的相互作用或增加细胞膜的渗透性来破坏细胞内的生理活动。外毒素可通过加热被破坏，而且有"解毒剂"——抗毒素，可以在紧急情况下中和它们的毒性。

与外毒素不同，内毒素是细菌的代谢产物，不会扩散到环境中。只有当细菌死亡裂解后它们才会释放。这些物质是低毒性的，但可以抵御热处理。它们在本质上属于脂多糖（lipopolysaccharide）[1]。

在本篇中，我们将认识一些人类可能会遇到的强大的外毒素。

---

1 脂多糖是由脂质和多糖组成的生物聚合物，革兰氏阴性细菌（gram-negative bacteria）细胞壁外壁的组成成分。——作者注

毒蝇伞

Amanita muscaria

  本节不可能从除了毒蝇伞以外的任何蘑菇开始，因为谈到毒蘑菇，我们首先想到的就是它。这种蘑菇在许多民族的文化中根深蒂固，特别是在俄罗斯文化中。尽管毒蝇伞有毒性，但它常被用来制备酊剂和煎药，或被晒干添加到食物中。

  毒蝇伞很难与其他蘑菇混淆：带有白色斑点的独特红色菌盖，有薄膜质裙状菌环的菌柄，呈白色的菌肉。它的外观十分引人注目，与其他蘑菇对比鲜明，即使是孩童也能分得清树林中的毒蝇伞与其他菌种。毒蝇伞每年 6 月至 11 月生长于森林中。

  "毒蝇伞"的名称十分形象，它因出色的杀虫特性得名，且这种特性很早便显露了出来。13 世纪以来，许多家庭使用毒蝇伞浸液来毒杀苍蝇。人们把毒蝇伞浸液倒入碟子或碗里，只需一会儿工夫，苍蝇便浮在水上一动不动了。但杀死它们的不是毒蝇伞，毒蝇伞只是让它们睡着了，入睡后，苍蝇逐渐淹死在浸液中——这是对付屋内昆虫的一个有效措施。

  这不是这种蘑菇的唯一用途，甚至也不是其最古老的用途。人们对毒蝇伞的运用可以追溯到比 13 世纪更早的时候。在古代的仪式中，

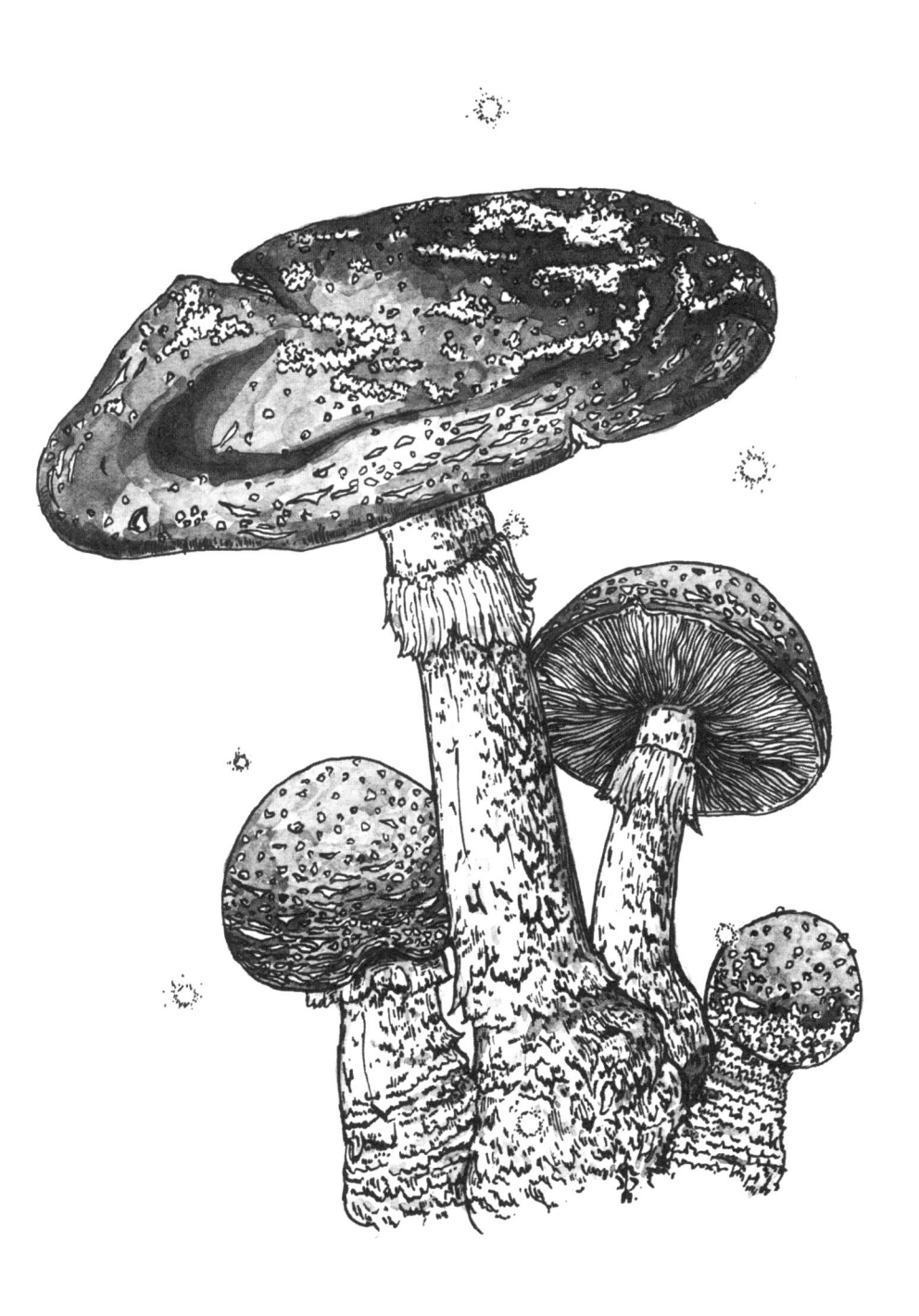

萨满巫师们试图用这种蘑菇改变自己的意识状态，与"灵魂"实现沟通。"狂战士"（Berserker）[1]靠吃下毒蘑菇进入忘我的狂暴状态。用毒蝇伞制备的水煎剂还被用于民间医学。

红色毒蝇伞中存在几种活性物质：毒蝇碱、蝇蕈醇和鹅膏蕈氨酸。这三种化合物大量存在于毒蝇伞的菌盖上，都有致幻作用。

长期以来，毒蝇碱被误认为是毒蝇伞中的主要致幻成分。它的确有这种效果，但事实上，蝇蕈醇和鹅膏蕈氨酸的致幻作用要比它强得多。毒蝇碱会引起血管收缩，降低心排血量。

如果食用毒蝇伞菌盖过量，中毒者在两小时内会出现呕吐和暴汗症状。纯毒蝇碱对人类的致死剂量是 0.5 克。但在一朵毒蝇伞的菌盖中，这种化合物含量仅约 0.0002%~0.0003%。环带杯伞（*Clitocybe rivulosa*）和变红丝盖伞（*Inocybe patouillardii*）中毒蝇碱的含量较高。

而鹅膏蕈氨酸是一种强大的神经毒素，会对神经细胞产生强烈影响。在毒蝇伞的干燥过程中，鹅膏蕈氨酸被转化为蝇蕈醇。蝇蕈醇与鹅膏蕈氨酸一起穿透保护大脑免受病原体侵害、防止有害物质进入脑组织的血脑屏障，继而造成脑内神经元损伤。鹅膏蕈氨酸的毒性更大，蝇蕈醇的精神活性更高。

因毒蝇伞意外中毒的情况很少。首先，这些蘑菇很难与可食用的蘑菇相混淆。其次，它们的毒性作用不像毒鹅膏（同属鹅膏菌科）那样明显。但为了制备酊剂或有目的地追求迷幻体验，人们从未停止涉足这种可能导致中毒的危险境地。

除了红色的毒蝇伞之外，我们在森林中还可以找到一种类似

---

[1] 古代日耳曼神话和古代北欧神话中的战士。

的蘑菇，菌盖呈灰褐色或棕褐色——这就是豹斑鹅膏（*Amanita pantherina*）。除了上述所有提到的毒素外，它还含有我们在"有毒植物"中探讨过的莨菪碱和东莨菪碱。这种蘑菇的毒性更强。总之，鹅膏菌科有许多危险成员，其中一些看起来与可食用菌种极为相似。

毒蝇伞在许多国家都十分常见，且由于其自身的精神活性特质，它留下了很深的文化印迹。如俄罗斯的民间故事、各类小说中都常提到这种毒蘑菇，希什金（Shishkin）和比利宾（Bilibin）的画作中也描绘了这种毒物。人们对它的兴趣直至今天也没有消减，如俄罗斯近几年出版的书籍：奥拉德·狄克逊（Olard Dixon）的《毒蝇伞之谜》、米哈伊尔·维什涅夫斯基（Mikhail Vishniewski）的《毒蝇伞圣上》。

结构式

毒蝇碱

蝇蕈醇

鹅膏蕈氨酸

有毒物质：毒蝇碱、蝇蕈醇和鹅膏蕈氨酸。

分布地区：北半球的森林，俄罗斯地区。

半数致死量：毒蝇碱，内服 0.5 克。鹅膏蕈氨酸，大鼠静脉注射 42 毫克/千克；大鼠经口，129 毫克/千克。蝇蕈醇，大鼠静脉注射 4.5 毫克/千克；大鼠经口，45 毫克/千克。

毒鹅膏

Amanita phalloides

毒鹅膏是真菌界误食致死数量最多的纪录保持者，在一些英文文献中被称为"死亡帽"（death cap）。

在俄罗斯，从夏末到 10 月底，几乎在任何一片森林中都可以找到毒鹅膏。毒鹅膏的菌盖颜色为灰色或绿褐色，形状呈扁平状或球状，内部是松软的片状物。菌柄上有裙状菌环，子实体基部还有菌托。毒鹅膏的所有部分都是有毒的，其危险性在于没有明显的异味。据那些误食并存活下来的人说，它的味道就像普通的蘑菇。

在 50% 的中毒案例中，主要原因是意外或有意食用毒鹅膏。这种毒蘑菇含有一系列的有毒物质，且作用范围很广。毒蝇伞可以通过烘干水分降低鹅膏蕈氨酸的浓度，从而适当减轻中毒反应。而毒鹅膏则不同：它的毒素既不能通过热处理消失，也不能在盐渍后被破坏。1/4 只毒鹅膏就足以杀死一个成年人。

毒鹅膏的毒性物质主要有两种：鬼笔毒肽和鹅膏毒肽。前者为速发毒性，腹腔注射时，小鼠的半数致死量为 1.5 ~ 4.5 毫克 / 千克；而后者的作用速度较慢，但毒性比前者大得多。

鬼笔毒肽中的物质会破坏细胞器，加速钾离子和钙离子的流失。

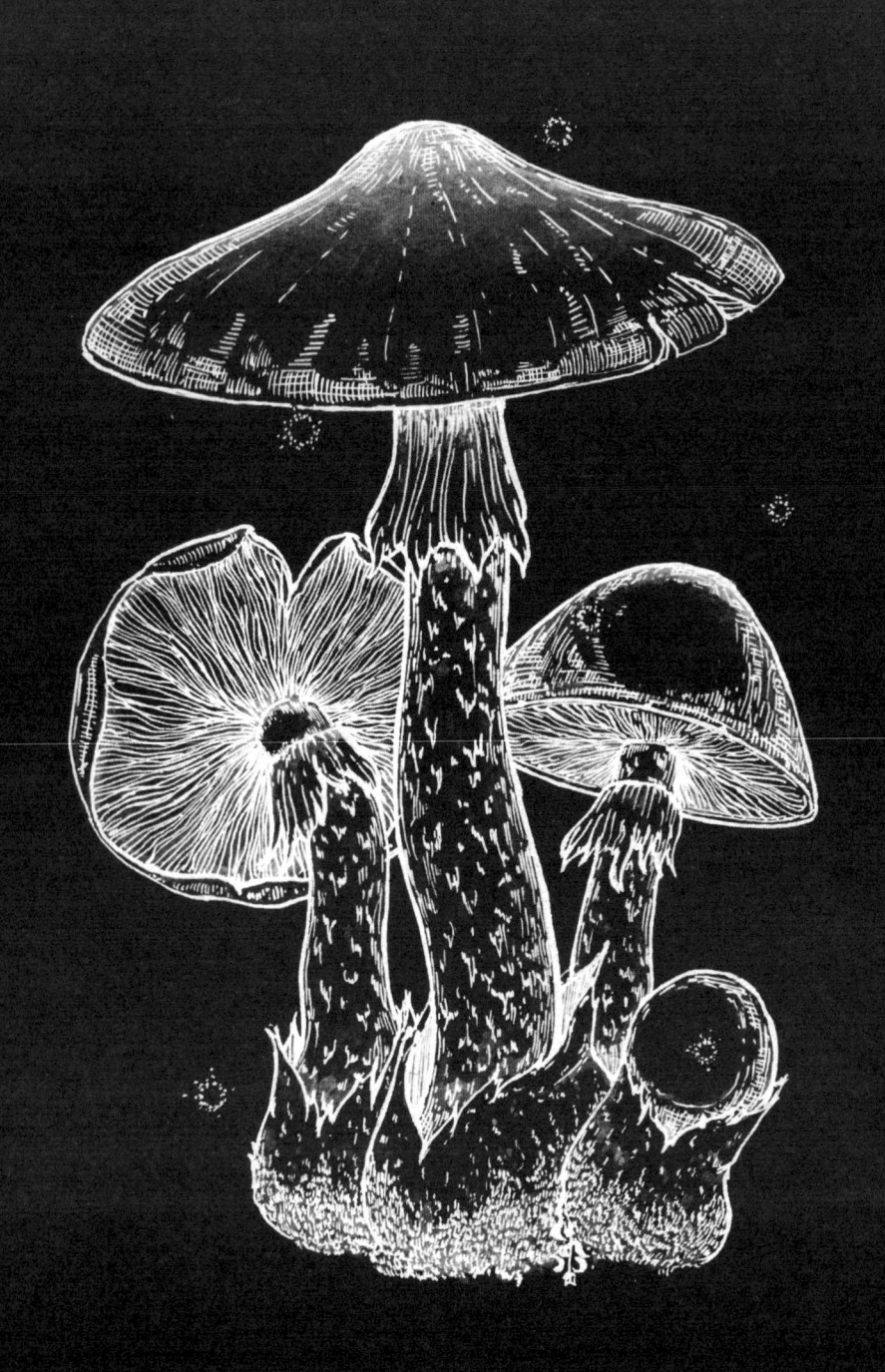

它们与血浆蛋白结合，致使肝脏出现不可逆的损伤。鹅膏毒肽则会抑制细胞信使核糖核酸（mRNA）合成的关键酶，阻断蛋白质的合成，最终引起细胞内一系列的生化异常反应，导致细胞分裂停止和组织坏死。

误食毒鹅膏后不会马上中毒，毒性发作通常需要6~10小时，有时甚至更久。中毒反应多为恶心、呕吐、严重腹泻等症状，继而导致严重脱水，出现黄疸、急性肝肾衰竭的迹象，血压下降，患者甚至可能进入昏迷状态，最终在中毒4~7天后死亡。事实上，治疗毒鹅膏中毒的唯一方法是进行肝脏移植，因为在中毒症状出现时，患者的肝脏已受到不可逆的损害，无法继续发挥作用。大约90%的毒鹅膏中毒都是致命的。

长期以来，人们已对毒鹅膏含有剧毒一事谙熟于心，因此，并不会把它当成可食用菌种，而是利用它投毒。酊剂、煎剂、新鲜的和晒干的毒鹅膏常被当作毒药使用。据传，古罗马皇帝喀劳狄一世（Claudius Ⅰ）就是这种蓄意投毒的受害者。

结构式

α-鹅膏蕈碱（α-amanitin）　　　鬼笔环肽（phalloidin）

以上是最常见的鹅膏毒肽类毒素和鬼笔毒肽类毒素。

有毒物质：

鬼笔毒肽类毒素，包括鬼笔环肽、一羟鬼笔毒肽（phalloin，PHN）、一羟鬼笔毒肽原（prophalloin，PPN）、三羟鬼笔毒肽（phallisin，PHS）、羧基一羟鬼笔毒肽（phallacin，PCN）、羧基二羟鬼笔毒肽（phallacidin，PCD）、羧基三羟鬼笔毒肽（phallisacin，PSC）。

毒伞肽类毒素，包括 α-鹅膏蕈碱（α-amanitin）、β-鹅膏蕈碱（β-amanitin）、γ-鹅膏蕈碱（γ-amanitin）、ε-鹅膏蕈碱（ε-amanitin）、鹅膏酰胺（amaninamide）、鹅膏无毒环肽（amanullin）、鹅膏蕈酸（amanullinic acid）、普罗马琳（proamanullin）和鹅膏酸（amanin）。

分布地区：欧洲、亚洲、北美。

半数致死量：α-鹅膏蕈碱，小鼠腹腔注射 0.3～0.6 毫克/千克；鬼笔环肽，小鼠腹腔注射 2 毫克/千克。

纹缘盔孢伞

Galerina marginata

这是一种外观十分不起眼的棕褐色小蘑菇,很容易与毛柄库恩菌(*Kuehneromyces mutabilis*)混淆。不同的是,毛柄库恩菌是可食用的,而纹缘盔孢伞则是一种致命菌类。

纹缘盔孢伞分布于俄罗斯境内及整个北半球的森林中,常生长在腐木上,子实体生长期在7月至10月,单独或两三朵成群生长。菌柄上部有膜质菌环。菌盖表面光滑,呈黄色至褐色,直径可达到4厘米。菌肉薄,与菌盖颜色一致。据品尝过这种蘑菇的人说,它的味道很像面粉。

纹缘盔孢伞含有鹅膏毒肽类毒素:α-鹅膏蕈碱、β-鹅膏蕈碱和γ-鹅膏蕈碱。它们的毒理作用与毒鹅膏所含的鹅膏毒肽类似,甚至中毒的症状也很相近:腹痛、胃肠道出血、呕吐、肾衰竭、昏迷,甚至死亡。

1912年,美国记录了第一例纹缘盔孢伞中毒致死的病例,此后经常有此类病例报告。但是,误食纹缘盔孢伞而引发的死亡并不像毒鹅膏中毒那样频繁。可能是因为它的外观很不起眼,所以很少有人把它当作可食用菌放进自己的采摘篮。

有毒物质:α-鹅膏蕈碱、β-鹅膏蕈碱、γ-鹅膏蕈碱。

分布地区:几乎整个北半球。

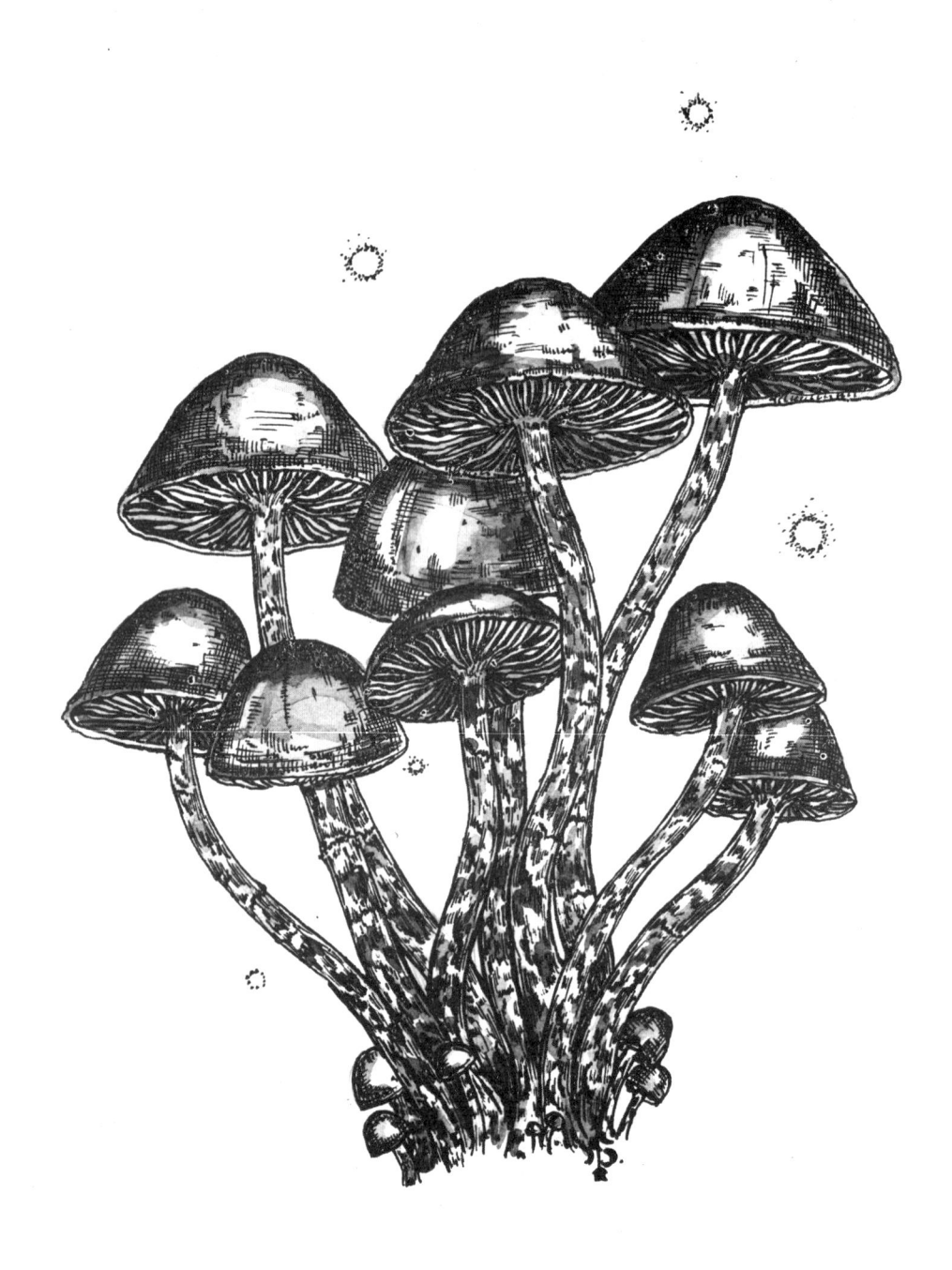

魔牛肝菌

Boletus satanas

如果你在森林中遇到一个菌肉肥厚且长有浅色菌盖和红色菌柄的蘑菇，那么你看到的很可能是魔牛肝菌，也被称为撒旦牛肝菌。这种有毒的牛肝菌切开后会变成蓝色，并散发出难闻的腐肉气味。魔牛肝菌十分罕见，每年6月至9月生长于欧洲和高加索地区。

魔牛肝菌含有魔牛肝菌毒蛋白（bolesatine），它能抑制蛋白质和DNA的合成，并导致大量血栓形成。小鼠口服的半数致死量为3.3毫克/千克。对于人类来说，致死量更小一些。

如果误食未煮熟、煮透的魔牛肝菌，就会发生中毒。约6小时后，中毒者会出现腹痛、恶心、剧烈呕吐、发热、腹泻甚至出血等症状。如果中毒者未及时得到医疗救助，会发生肝炎，并伴有肝脏血管血栓和肾功能衰竭。

但好消息是，魔牛肝菌毒蛋白可以通过热处理被破坏。正因为如此，有些人认为魔牛肝菌只要经过适当处理后就可以食用。有资料表明，魔牛肝菌经过足够长时间的烹煮后，不会残留任何有毒物质。然而，也有其他人士对魔牛肝菌毒蛋白能被完全破坏表示怀疑，并认为这种蘑菇仍存在危险性。无论如何，原始状态下的魔牛肝菌都含有剧

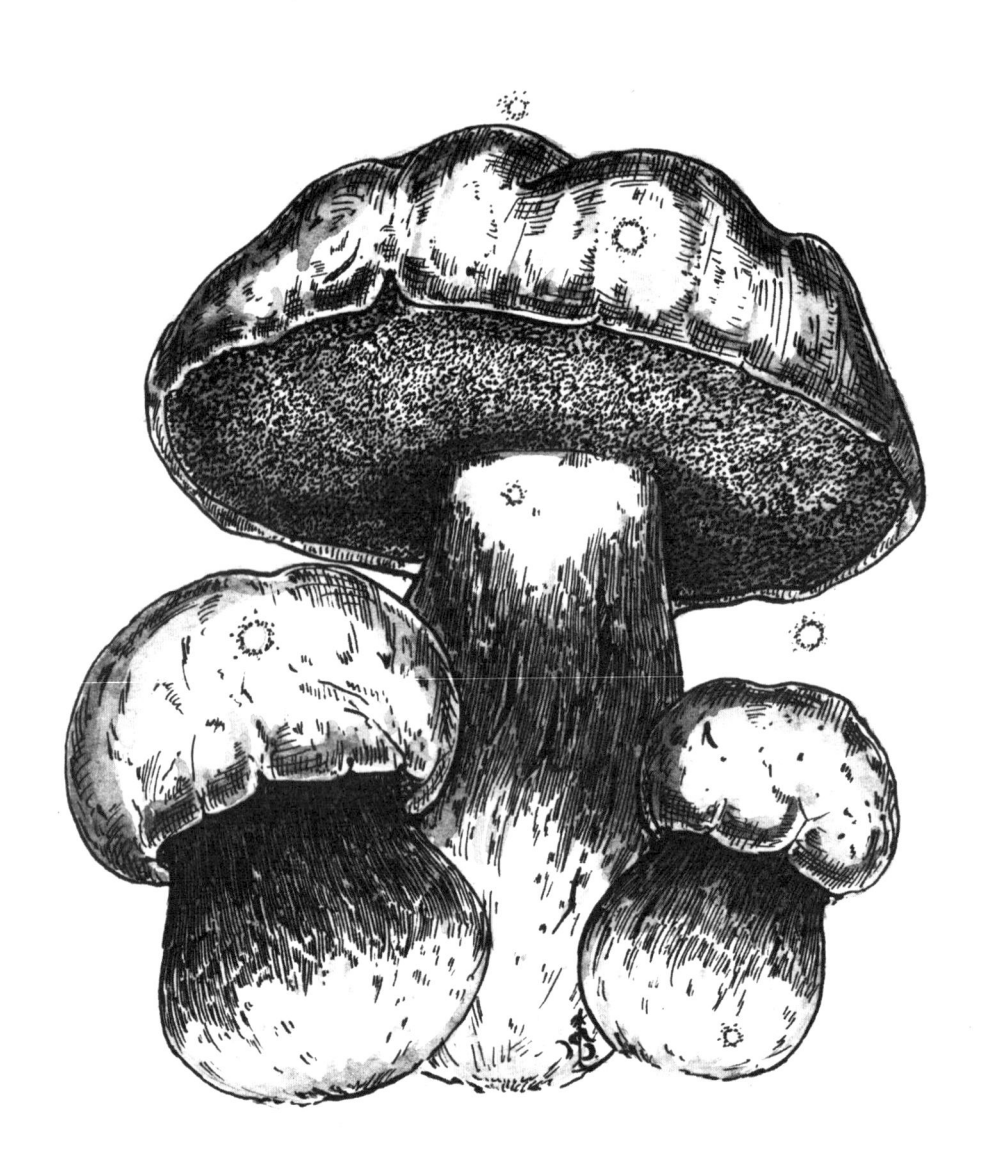

毒，不宜食用。

有毒物质：魔牛肝菌毒蛋白。

分布地区：欧洲南部、高加索地区、中东地区、俄罗斯南部。

半数致死量：小鼠经口 3.3 毫克 / 千克。

毒丝膜菌

Cortinarius orellanus

如果用别称"傻瓜网帽"来称呼这种蘑菇，那么它听起来似乎属于良性的、无害的品种。在某一时期以前，情况确实如此：毒丝膜菌一度被当作可食用菌种。直到 20 世纪 50 年代，在波兰出现了频繁的中毒报告。有一年，当地发生了大规模中毒事件，涉及 135 名受害者，其中 19 人死亡。这一中毒事件提醒我们有必要从不同的角度来看待那些并不是"傻瓜"的蘑菇。

毒丝膜菌的菌盖稍凸起，呈橙赭色至红棕色，菌盖下的薄片是菌褶，厚而稀疏。菌柄呈赭金色，没有菌裙或菌环，菌肉为浅黄色。这种蘑菇在俄罗斯境内十分罕见。

毒丝膜菌是有毒的，因为它含有奥来毒素。除此以外，毒丝膜菌还含有其他有毒物质，但关于这些物质的具体描述甚少。奥来毒素分子有一个带正电荷的氮原子，这就是该物质能够参与氧化还原反应的原因，其中一些反应会导致中毒者肾功能紊乱，引发急性肾衰竭。奥来毒素的毒理学特性类似于百草枯（paraquat）和敌草快（diquat），它们以相似的方式杀死植物和动物。需要指出的是，截至目前，奥来毒素的作用机制尚未明确。

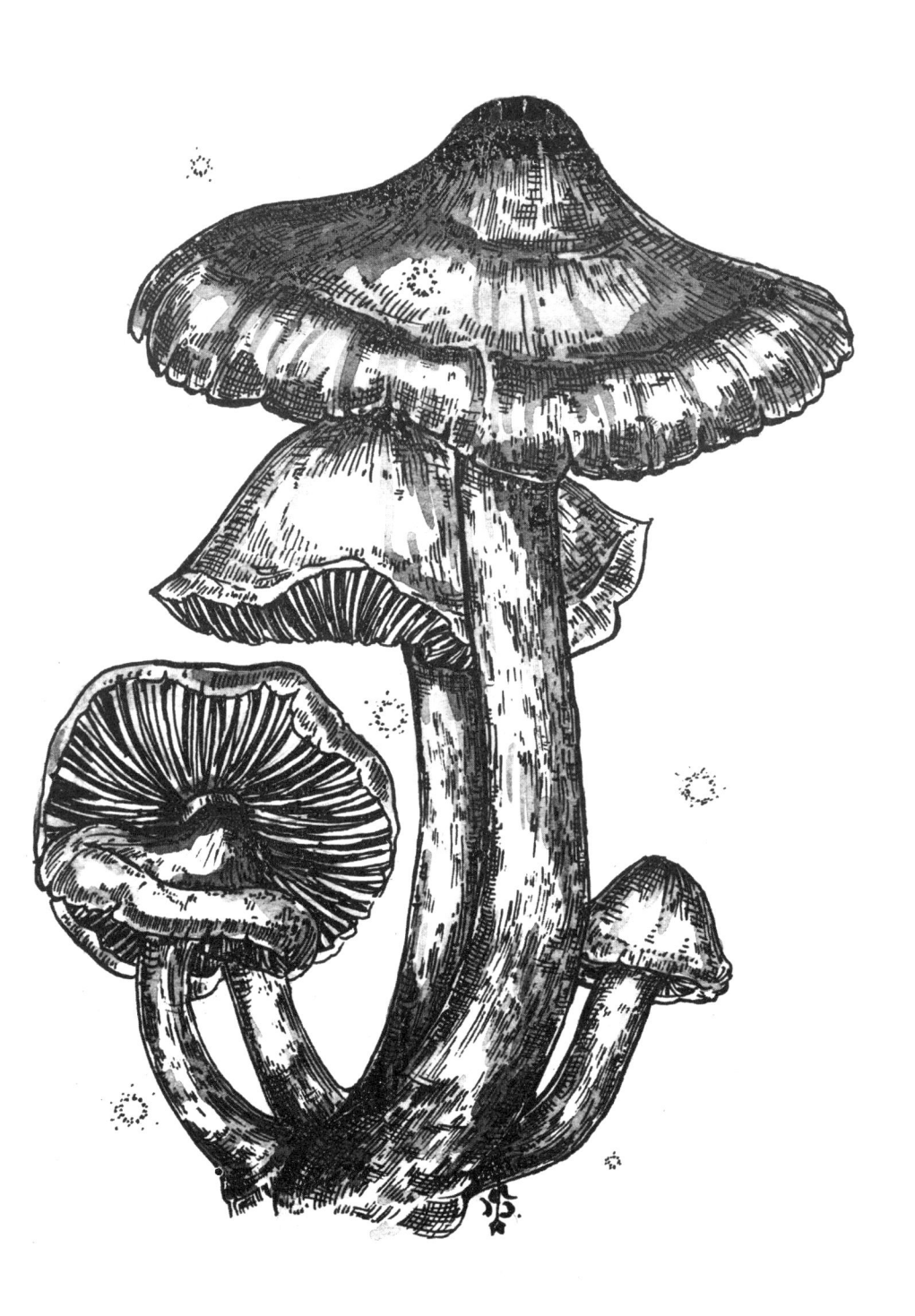

毒丝膜菌中毒的主要危险在于最初症状出现的时间会远远晚于摄入蘑菇的时间。中毒者可能得到 3 ~ 24 天后才会感到不适。当然，他们不会立刻将其归咎于误食毒蘑菇，因为中毒的最初症状与流感类似——恶心、呕吐、头痛、体温升高、胃痛，然后是严重的口渴、尿频和其他肾衰竭的症状。一旦出现第一种症状，中毒者的状况就会急速恶化。奥来毒素没有特定的解毒剂，但如果中毒者及时寻求医疗救助，就有一定的存活概率。

结构式

奥来毒素

有毒物质：奥来毒素。
分布地区：欧洲大部分地区。
半数致死量：小鼠经口 10 ~ 20 毫克 / 千克。

鹿花菌

Gyromitra esculenta

大家应该都知道鹿花菌是有毒的，但很容易将其与羊肚菌属（*Morchella*）的菌类混淆，后者是具有相似多皱褶菌盖的可食用菌种。将鹿花菌误认为羊肚菌是大多数中毒事件发生的原因。

在俄罗斯，鹿花菌每年 4 月至 6 月生长于针叶林或阔叶林中的地上。如果你要到森林里采蘑菇，请牢记有毒的鹿花菌和可食用的羊肚菌的区别。你可以通过菌盖的形状来区分它们：羊肚菌有较长的卵形菌盖，而鹿花菌的菌盖非常不规则。两者的菌盖颜色差异较小，但鹿花菌菌盖颜色略深。

鹿花菌的毒性源于它所含的毒素鹿花菌素（gyromitrin）。鹿花菌素及其同系物（结构上相差一个或若干个 $-CH_2-$ 基团的化合物）水解后，转化为甲基肼，这是一种比鹿花菌素本身毒性更大的物质。事实上，它是一种火箭燃料成分——肼的类似物，正是因为它的毒性极高，所以在使用时需要非常谨慎。这些化合物会影响肝脏，具有致癌性（仅针对某些哺乳动物，这种影响在人身上尚未得到证实）。

在某些国家，人们仍会食用鹿花菌。但这并不意味着这种蘑菇在那里是安全的：即使是干燥状态的鹿花菌，也可能含有高达 3 毫克/

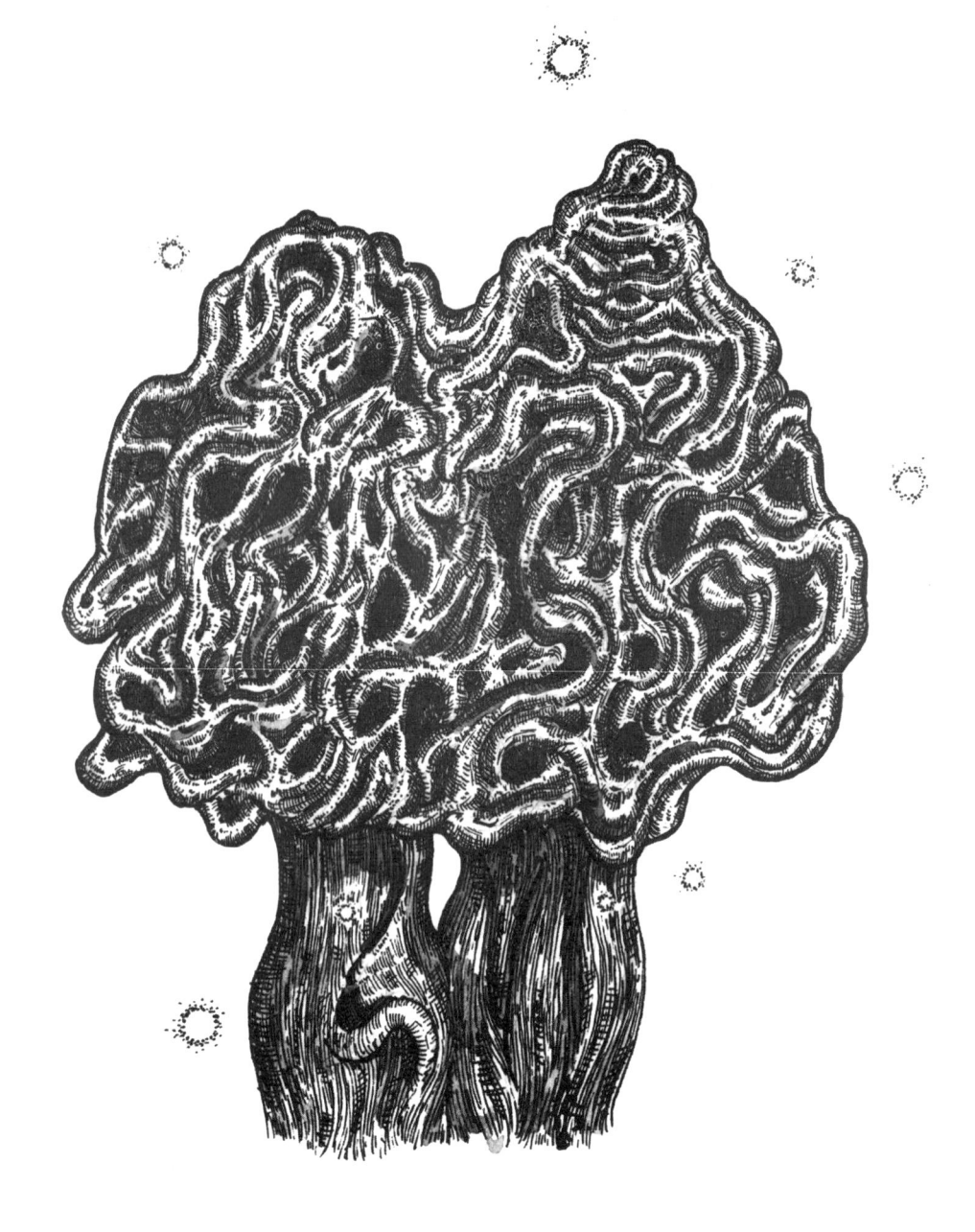

千克的鹿花菌素。尽管将鹿花菌煮至半熟可大幅降低鹿花菌素含量，但无论是将其变干燥还是煮熟都不能完全去除毒素。鹿花菌素和甲基肼的浓度取决于蘑菇的生长地点。在俄罗斯的蘑菇中，鹿花菌素的含量要低于欧洲相同品种蘑菇中的含量。

鹿花菌素转化为甲基肼的过程

中毒者摄入鹿花菌后 5～10 小时会出现恶心、呕吐、腹泻、头晕、嗜睡、发抖和发热等症状。

过量食用鹿花菌易使中毒者肾脏和肝脏受到一定程度的损害，甚至出现抽搐的症状。如未得到及时的医疗救助，中毒者就会昏迷，甚至死亡。

即使是有经验的采菌人也可能混淆毒菌和可食用菌，所以如果你决定尝尝羊肚菌和鹿花菌，应该事先将它们完全煮熟。

有毒物质：鹿花菌素。

分布地区：北美、中欧、俄罗斯的温带森林。

半数致死量：鹿花菌素，小鼠 300 毫克 / 千克；甲基肼，小鼠 33 毫克 / 千克。

麦角菌
claviceps

毒面包、瘟疫、痉挛和死亡——这就是对麦角菌及其影响的简述。麦角菌与我们通常认识的菌菇类真菌完全不同,并且也许没有任何一种蘑菇像麦角菌那样杀死了这么多人。

这种寄生真菌自古以来一直与人类共存。麦角菌通过禾谷类作物的穗部萌发、蔓延,菌核呈紫黑色,形态长而弯曲。麦角菌主要寄生于黑麦和小麦,易在潮湿和寒冷时肆虐。因为长期以来面包都是欧洲穷人的主食,所以饱受麦角菌之害的主要是那些生活艰难困苦的人。麦角菌通过面粉和面包传播毒素,使人中毒。麦角菌中毒并不是个案,而是一种疾病——麦角病(ergotism)的暴发。麦角病传播广泛,它的暴发一直持续到 20 世纪上半叶。仅俄罗斯就有 20 余次麦角病的暴发,这还只是文献资料记载的数据。很明显,现实生活中还存在更多的麦角菌中毒事件。

麦角病又被称为圣安东尼之火(St. Anthony's Fire),圣安东尼被看作麦角中毒者的守护神,因为他的信徒们是首批救治中毒者的人。那时候,为了终止麦角病的传播,医生从粮食中剔除了可能存在麦角毒素的黑麦面包和其他食物。这种方法确实产生了一定效果。

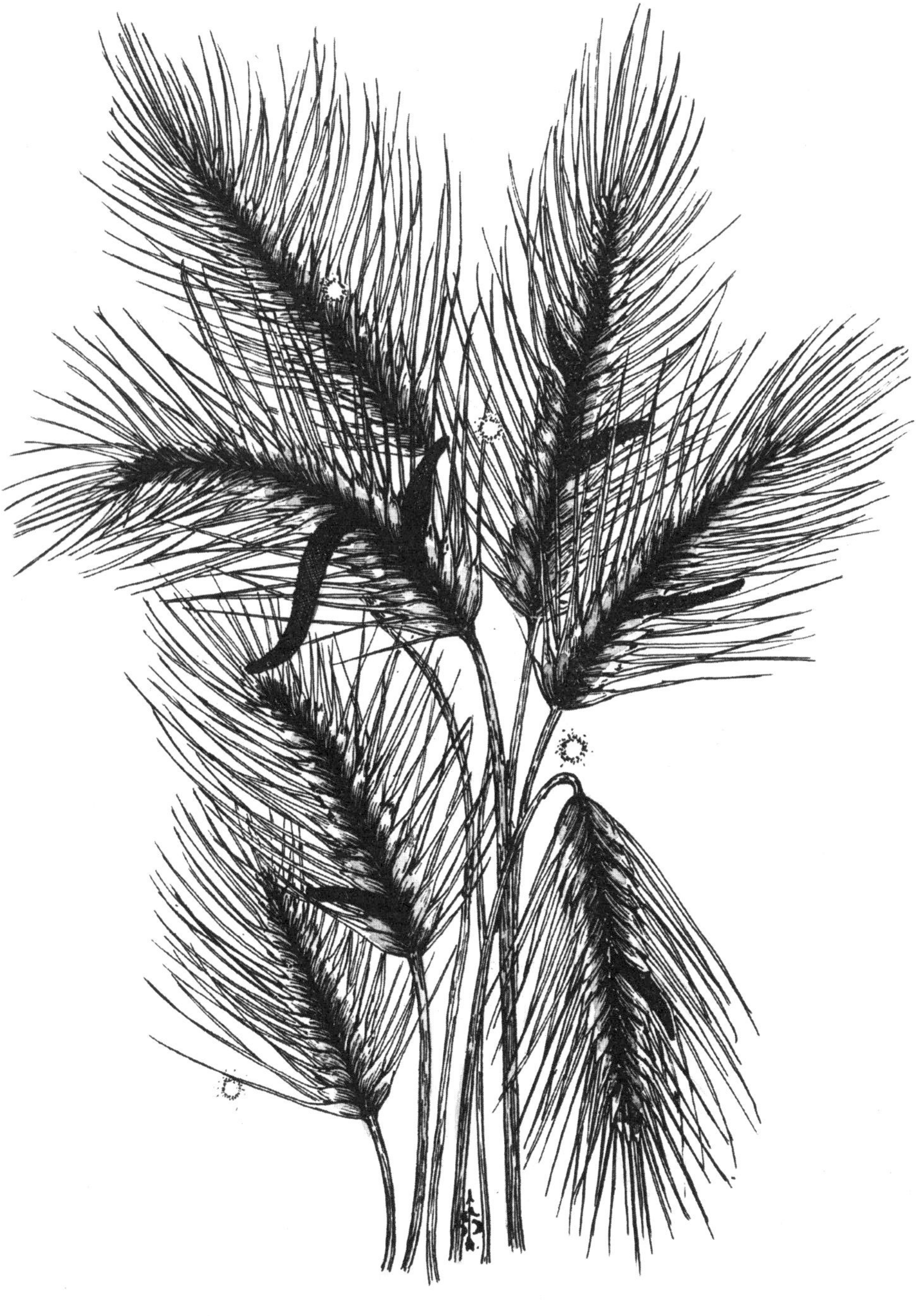

麦角毒素对热处理有抗性，所以很难完全去除。在面包烘烤过程中，只有 20% 的麦角生物碱（ergot alkaloid）被灭活。如果经常食用遭到麦角菌污染的面包，其毒性作用会累加，并发展成一种完全的疾病，即麦角病。麦角病有两种类型，一种是痉挛型麦角病，还有一种是坏疽型麦角病。在第一种情况下，患者会出现严重的抽搐、痛性痉挛、头痛、过度兴奋、精神错乱、幻觉、谵妄、恶心、腹泻等症状。这种不断抽搐的状态就被称为"圣安东尼之火"。第二种坏疽型麦角病患者则会因为血管壁的肌肉收缩而出现干性坏疽。这两种疾病都很危险，可能致死。

麦角菌是如何使患者发疯抽搐的？麦角菌含有 50 多种生物碱——它们是麦角酸（lysergic acid）的衍生物。其中的主要成分是麦角胺（ergotamine）、麦角碱（ergocristine）、麦角生碱（ergosine）、麦角柯宁碱（ergocornine）、麦角隐亭（ergocryptine）和麦角异新碱（ergometrinine）。麦角胺及其类似物通过阻断肾上腺素受体及去甲肾上腺素受体，能使血管剧烈收缩，导致患者肢端组织的血液供应几乎完全停止，进而迅速发展为坏疽。

此外，从麦角中还可提取麦角酸——这正是麦角酸二乙酰胺[1]（lysergic acid diethylamide，LSD）的来源。

---

1 致幻剂，一种毒性极强的新型毒品。——译者注

从麦角中分离出的第一个生物碱——麦角胺的结构式

麦角酸在 20 世纪 50 年代被积极研究以用于医疗目的,但在麦角酸二乙基酰胺被禁止使用后,所有基于麦角酸的制剂都成了非法药物。

从麦角中分离出的麦角酸的结构式

尽管麦角菌给小麦作物带来诸多风险,但它还是具备一定的应用价值。麦角生物碱稀溶液已被用于治疗头痛和神经过度兴奋。几个世纪前，产科医生将麦角菌用作分娩辅助工具：麦角生物碱会促进子宫肌肉长时间强力收缩。直到今天，它仍被用于妇产科，预防和抑制子宫出血。

有毒物质：麦角胺、麦角碱、麦角生碱、麦角柯宁碱、麦角隐亭和麦角异新碱。

肉毒毒素

Botulinum toxin

事实证明,最强劲的毒素并不存在于蛇或蜘蛛的毒液中。致死剂量最低的物质是由微小的肉毒杆菌(*Clostridium botulinum*)产生的。这种细菌产生的毒素甚至被当作一种化学战剂。如果你喜欢家中自制的蜜饯、香肠和其他半成品,那么你可能会遇到这种毒素。虽然在公众心中,这些食物是健康的,比商店买的好得多,但它们却是感染源。

血肠(blood sausage)中毒的历史最早可以追溯到古罗马时代。但直到 1895 年,罗伯特·科赫(Robert Koch)[1]的学生埃米尔·范·埃门金(Émile van Ermengem)才发现其中的致病因子。

肉毒杆菌产生七种亚型的肉毒毒素(botulinum toxin)。它们的结构有所不同,但作用机制相似。肉毒毒素分解了参与释放乙酰胆碱(acetylcholine)的蛋白质,阻断神经信号,导致了随之而来的麻痹状态。中毒者通常死于呼吸衰竭。肉毒杆菌中毒在早期阶段很难被发现,因为它没有具体的症状体现。在 12 ~ 36 小时内会出现中毒的最初迹象:身体严重虚弱、头晕、眼睛出现雾视症状、口干和吞咽困难、腹

---

[1] 德国医生、微生物学家。1876 年,他成功地在体外分离和培养了炭疽病原体,并详细描述了其生命周期和在疾病发展中的作用。

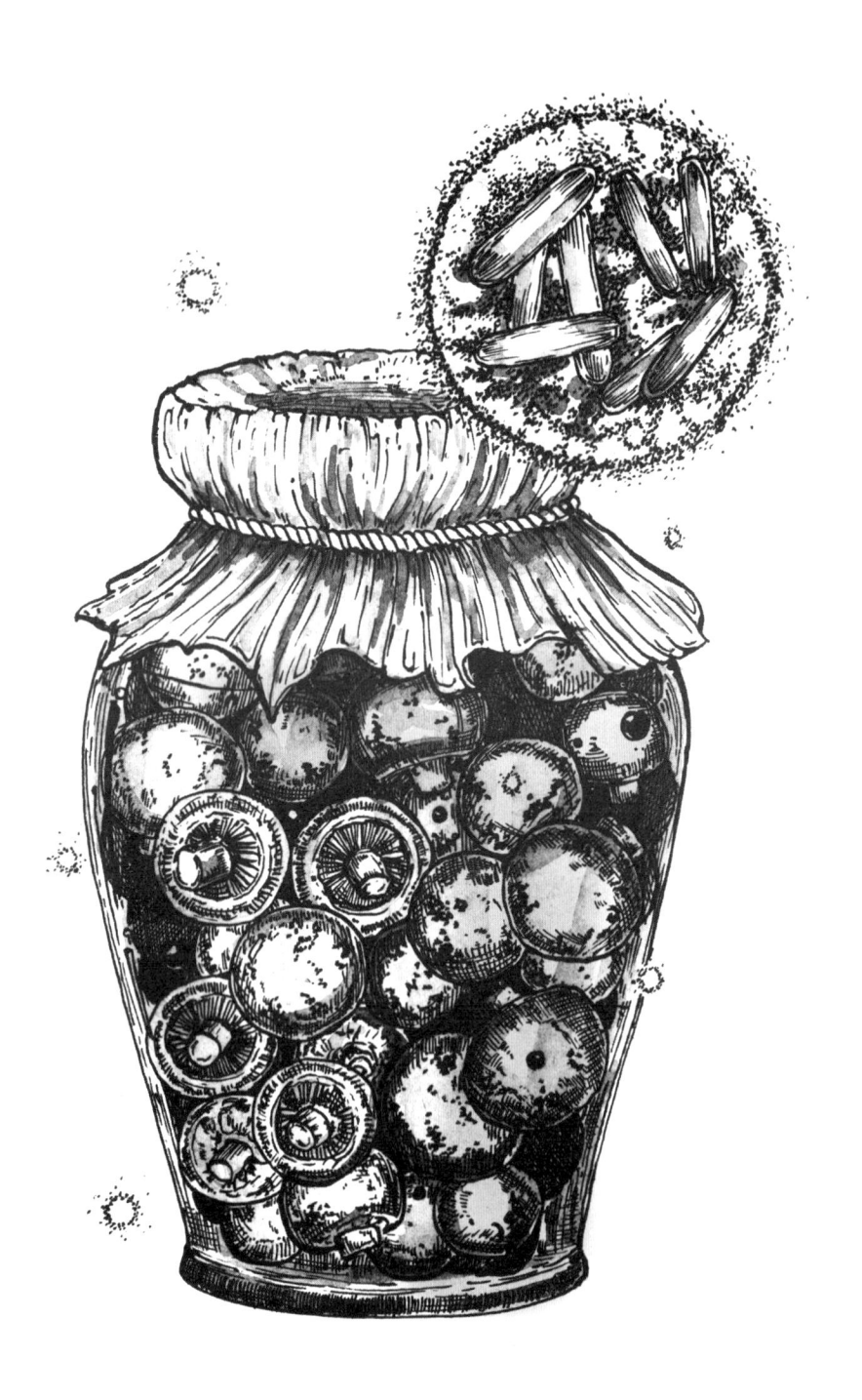

泻、恶心，随之而来的是呼吸肌和下半身肌肉瘫痪。如果没有得到及时的医疗救治，患者就会因呼吸衰竭而死亡。世界卫生组织的数据显示，约有 5% ~ 10% 的肉毒杆菌中毒案例致死。

在所有亚型的肉毒毒素中，A 型肉毒毒素和 B 型肉毒毒素对人类的危险性最高——它们是在人体内保持活性时间最长的毒素。

肉毒杆菌中毒是进食含有肉毒毒素的食物或伤口被肉毒杆菌感染后发生的。肉罐头、蘑菇罐头、蔬菜罐头和香肠是肉毒毒素的主要来源。肉毒杆菌的孢子广泛存在于土壤中，因此任何食物在装罐前都必须进行清洗。热处理也不能保证 100% 消除细菌。现在，由于食品中添加了亚硝酸钠，以及卫生事业的发展，肉毒杆菌中毒的病例数量已大幅下降。亚硝酸钠抑制了细菌滋生，使食品更加安全。然而，偶尔也会出现小范围暴发的情况。例如，2018 年 7 月，乌克兰有 65 人因食用自制的鱼干而中毒，其中 5 人死亡。

尽管肉毒毒素是一种可怕的有毒物质，但它经过处理后的变体在医学上也有其用途，现在被用来治疗肌肉过度反应、斜视、偏头痛等疾病。此外，在医学美容中，还有人利用注射肉毒杆菌来消除皱纹。

白喉杆菌

Corynebacterium diphtheriae

1925年，阿拉斯加暴发了白喉（diphtheria）疫情。患者均为儿童。必须有人尽快将抗白喉血清（antidiphtheric serum）送到患者手中。几个人日夜不停地驾驶狗拉雪橇，以接力的形式匆忙送药。为拯救孩子们的性命，在五天半的时间里，人和狗穿行了1000多千米的路程。这段故事被称为"伟大的仁慈接力赛"（Great Race of Mercy）。动画片《巴尔托》（*Balto*）和电影《多哥》（*Togo*）都是以这场生命竞赛为原型创作的作品。

长期以来，白喉是一种对富人和穷人、男人和女人、成人和儿童均一视同仁的疾病，所有人群对白喉普遍易感。但儿童死于这种病的概率更高，这就是白喉被称为"幼儿杀手"的原因。人们很容易感染这种疾病，因为它是通过飞沫、接触污染的物品或直接接触患者而传播的。白喉有几种分型（气管白喉、支气管白喉、皮肤白喉、眼白喉、中毒型白喉、播散型白喉等），其中最常见的是咽白喉，约有90%的病例感染该种分型。

白喉的主要致病菌是吕弗勒氏杆菌（Löffler's bacillus），也叫白喉杆菌（*Corynebacterium diphtheriae*），它能产生一种毒性强劲的外毒

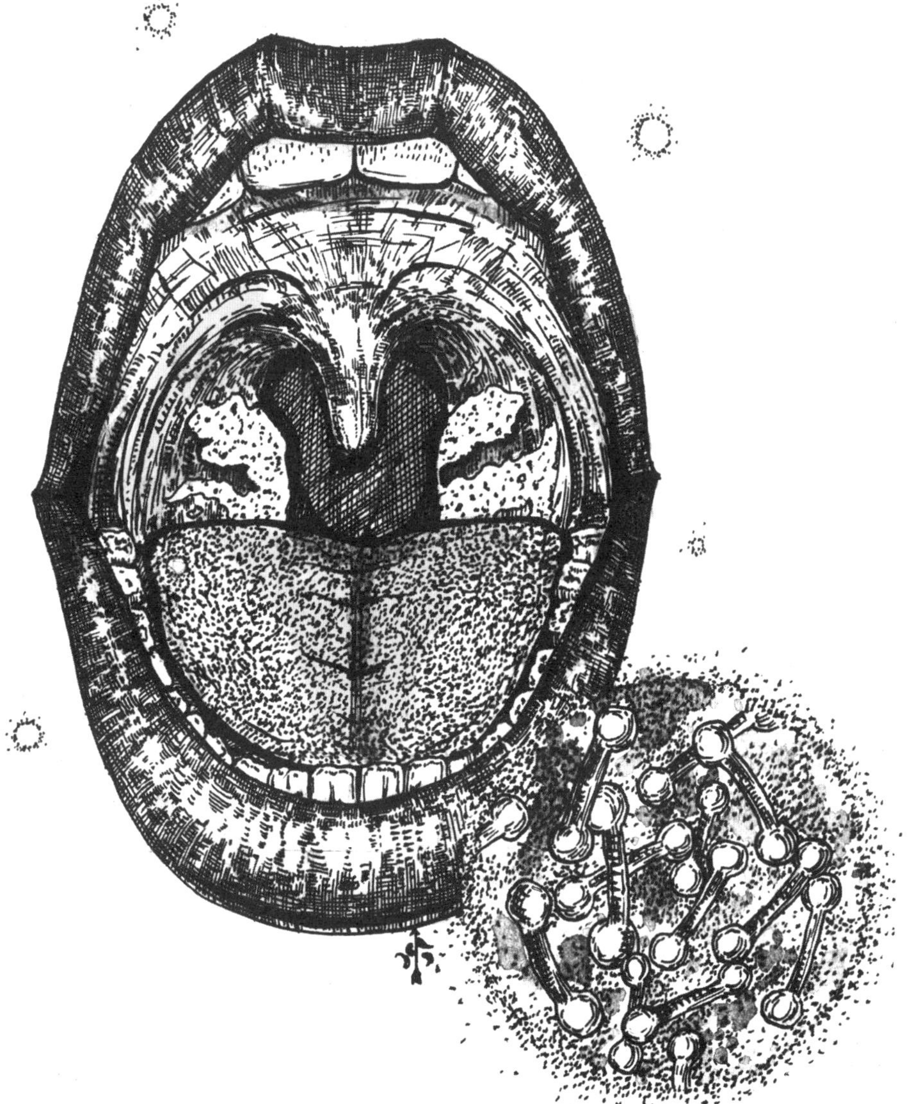

素，这种外毒素分为三个部分，一旦进入人体内，每个部分都能发挥其特有的功能：第一部分是透明质酸酶（hyaluronidase），它能破坏毛细血管的透明质酸并增加毛细血管的通透性；第二部分是坏死毒素（necrotoxin），它能导致感染部位的上皮细胞死亡；第三部分是真正的白喉毒素（diphtheria toxin），它能抑制细胞呼吸和蛋白质合成。

这种疾病的标志性症状是咽壁出现难以清除的黏稠斑块。患者会出现发热、颈部和咽喉部黏膜肿胀的症状。最终，患者不仅会吞咽困难，还会呼吸困难。如果没有及时送医，患者可能会窒息而亡。此外，即使治愈，白喉也会留下后遗症。由于白喉毒素引起了细胞和组织的异常，患者极易出现并发症。

在抗白喉血清出现之前，医生需亲自从病人的喉咙里吸出薄膜，这种治疗手段常导致医生被感染。今天，通过接种疫苗，该疾病已得到有效控制，但在世界范围内仍未被完全消灭，必须保持人群的免疫力。因此，儿童需要接种相关的疫苗，如百日咳白喉破伤风联合疫苗、白喉破伤风联合疫苗或进口的同类疫苗。如有需要，在成年后人们也应再次接种。

霍乱毒素
cholera toxin

从 19 世纪开始,霍乱(cholera)在世界各地蔓延,暴发了七次毁灭性的大流行。它被称为那个时代的瘟疫:因为霍乱足以毁灭整个家庭、村落和地区。面对霍乱,鲜少出现行之有效的应对措施。毒气,即所谓的瘴气(miasma),长期以来被误认为是感染的来源。

霍乱是一种传染病,主要通过粪口途径传播。大多数人是通过接触经化粪池及排水管道中被有毒物质污染的水源而被感染的。因此,这种疾病常在有严重污水和管道问题的地方暴发,例如一些发展中国家。

霍乱的最初迹象出现在感染后的 1~1.5 天,患者出现持续性腹泻和呕吐。情况严重时,患者还会出现血压下降、抽搐、身体极度虚弱,皮肤颜色变化、干皱、没有弹性等症状。如果不及时治疗,患者将死于严重脱水。

极度严重的腹泻和呕吐是由霍乱弧菌(*Vibrio cholerae*)释放的毒素到达患者肠道而引起的。霍乱毒素(cholera toxin)是一种蛋白质外毒素,由几个部分组成,细胞与毒素的各部分接触后,细胞内阴离子(如氯离子)会流出,钠离子浓度升高,细胞和机体的电解质因此流

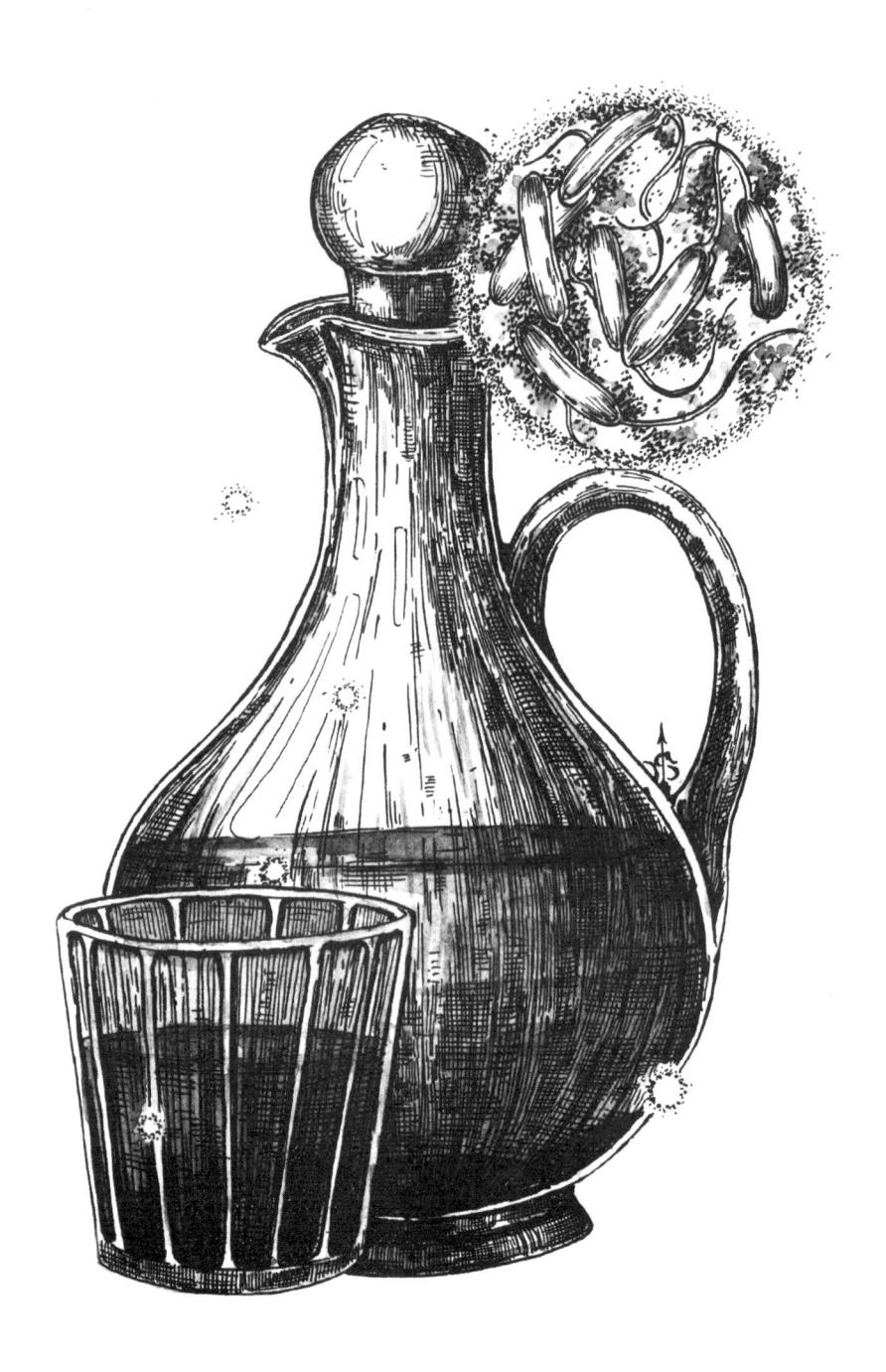

失。细胞内环境被破坏，发生严重脱水，从而导致患者痉挛、虚弱和皮肤严重干燥。为患者提供救助时，首先需要准备大量液体，不仅仅是水，还需要用来补充流失离子的电解质溶液。

人们耗费了很长时间，才得出上述结论。长期以来，医学界崇尚瘴气理论。医生们大肆嘲笑那些给病人补充水分或隔离患者的方式。当时的治疗方法只会使患者的病情不断恶化：如建议他们不要喝水，给他们服用催吐剂，并建议他们"把所有的胆汁排出体外"。而英国维多利亚时期的医生约翰·斯诺（John Snow）改变了当时的状况，他证明了霍乱的暴发与伦敦水井劣质的地下水之间的联系。

合理建造污水处理系统、控制水质和将水煮沸都可以减少新的一轮霍乱暴发的风险。现在我们已经知道如何有效地治疗这种疾病，但形成这些认知的代价太过高昂。

霍乱夺走了成千上万人的生命，其中包括许多知名的、天赋异禀的人物。彼得·伊里奇·柴可夫斯基（Pyotr Ilyich Tchaikovsky）在饮用受到污染的水后死于严重的霍乱。除了他，受害者还有法国国王查理十世（Charles X）、在圣彼得堡建造了许多宏伟的建筑群的意大利裔天才建筑师卡洛·罗西（Carlo Rossi）等。

破伤风痉挛毒素

Tetanospasmin

白喉和霍乱曾以流行病的形式肆虐一时，因为这两种疾病是以人为媒介进行传播的，所以一旦暴发就会导致城市被封锁，病人被隔离。在感染破伤风的情况下，患者不会轻易将其传染给周围的人，但这并不会使这种疾病的危险系数降低。

破伤风梭菌（ *Clostridium tetani* ）只能在无氧环境下生存。它以芽孢的形式通过皮肤和黏膜的伤口进入人体。生锈的钉子、未经消毒的工具、穿孔、文身、切割伤甚至分娩都有可能成为感染途径。破伤风是一种非常严重且死亡率极高的疾病：感染破伤风梭菌的新生儿的死亡率为 95%，未接种破伤风疫苗的成人和儿童的死亡率达 80%。如果治疗及时，那么感染者死亡率约为 20%。现存一种破伤风抗毒血清，但只有在感染后的 72 小时内使用才有作用。目前，这种致命疾病最有效的防治方法还是接种疫苗。

破伤风梭菌会分泌影响中枢神经系统的非常强的外毒素——破伤风痉挛毒素。它对人的致死量约为 2.5 纳克 / 千克，危险性仅次于肉毒毒素。其他毒素也可能引发破伤风。

破伤风痉挛毒素是一种蛋白质神经毒素。它在加热和暴露在光线

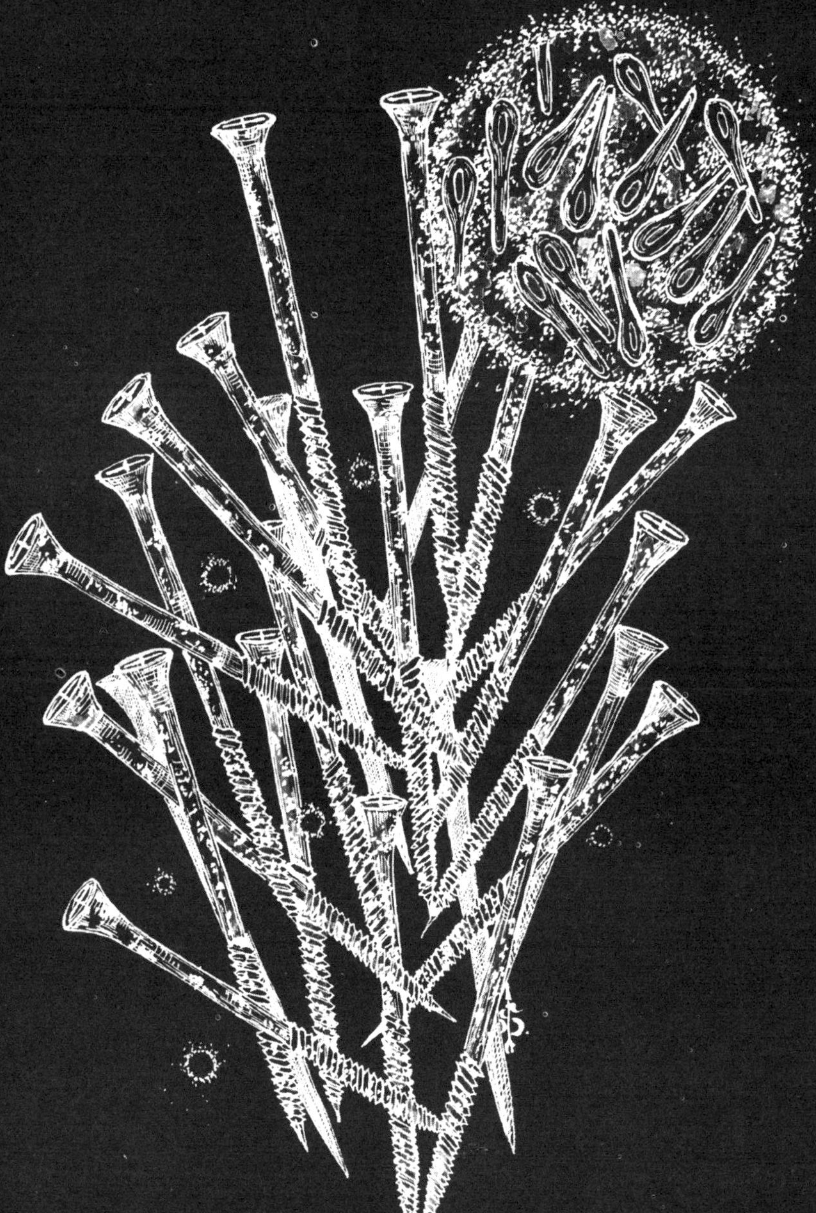

下时就会分解，但产生它的细菌孢子却能存活得更持久。破伤风痉挛毒素可通过血液和淋巴系统扩散至全身，影响神经系统。它抑制 γ-氨基丁酸（γ-aminobutyric acid）和甘氨酸（glycine）的释放，引起痉挛。破伤风痉挛毒素对神经末梢的影响是不可逆的。因此，那些有幸存活的患者往往会遗留严重的健康问题。

破伤风的疾病类型有两种：全身型破伤风和局部型破伤风。第一种类型不仅是症状最严重的，也是破伤风最常见的形式。患者可能在几天或几周内都没有出现明显症状，然后身体突然感到疼痛和发生痉挛，特别是在感染部位。患者还会脸部抽筋、张口困难，继而全身肌肉疼痛、痉挛。持续的痉挛会使患者无法正常呼吸，最终死于窒息或心跳停止。

如果对破伤风患者的患病状态感到好奇，可以在网上搜索苏格兰生理学家查尔斯·贝尔（Charles Bell）绘制的破伤风患者的画作。在他的画中，一个脸上带着难以言喻的痛苦的人拱起整个身体，他的胳膊和腿紧绷，颈部肌肉痉挛。在这种状态下，他很快就会停止呼吸，这个人没有任何生存的机会。这就是罹患破伤风时可怕而痛苦的状态。

产气荚膜梭菌α毒素
Alpha toxin of Clostridium perfringens

坏疽并不是一个令人赏心悦目的现象，气性坏疽看起来更糟糕：充血的水疱、地狱般的疼痛和极高的死亡率。

当厌氧菌（anaerobe）侵入伤口并产生大量气体时，就会引发气性坏疽，这种疾病也因此而得名。气性坏疽是由几种细菌同时引起的，其中最常见的是产气荚膜梭菌（Clostridium perfringens）——90%的病例都是由它引起的。产气荚膜梭菌的拉丁文名称有"经过破裂"之意，描述了这种细菌引发疾病期间对机体组织的破坏情况。

产气荚膜梭菌以孢子的形式存在于土壤中，细菌主要经地面或未消毒的工具进入伤口，这样的感染在战争中十分常见。

气性坏疽发病极快：从出现最初症状到死亡只需要几个小时的时间。严重的感染可以在 10～14 小时内破坏患者的结缔组织，直至骨骼。患者首先会感到剧烈的刺痛，其后患处会肿胀，皮肤呈猩红色，随后变为紫蓝色，发热，体温上升到 40 摄氏度，出现寒战、失眠、肌肉疼痛和心动过速等症状。更糟的是，按压患者伤口附近的组织会出现特有的捻发音，即气泡破裂的声音，伤口分泌脓液，并出现难闻的气味，以及由于血管被破坏而形成充满血液的气泡。患者死亡的主

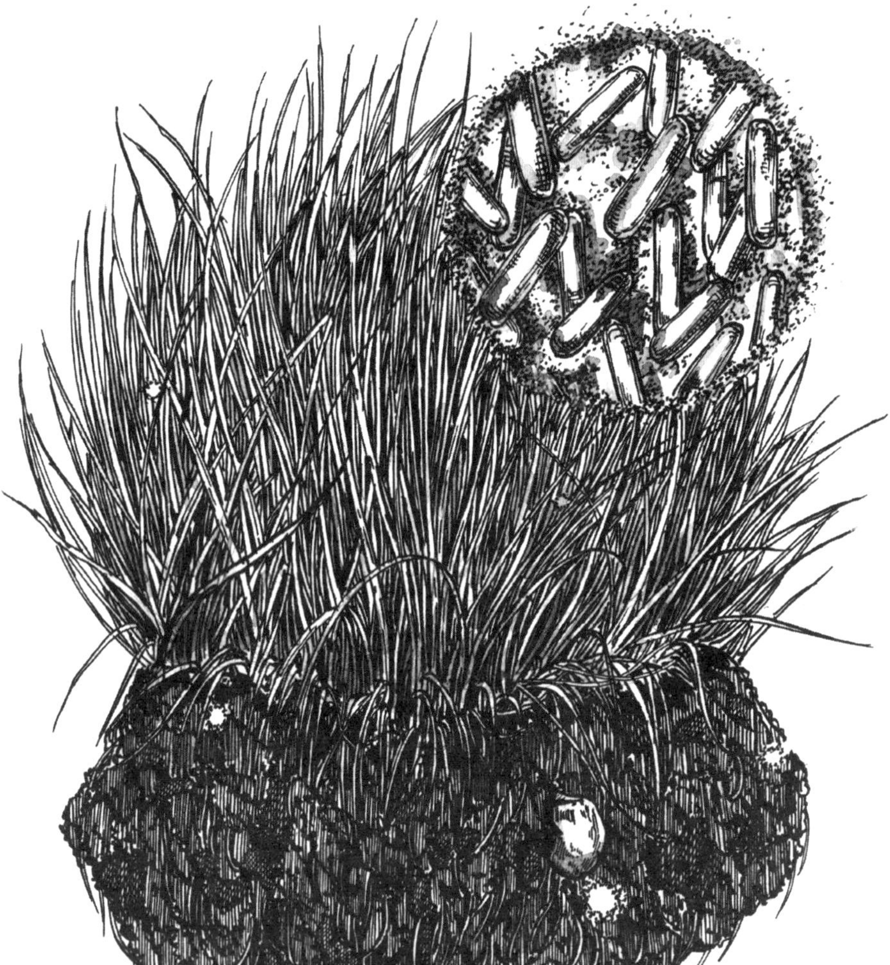

要原因是脓毒症休克（septic shock）[1]。令人惋惜的是，因感染气性坏疽致死的病例很常见——死亡率约为 70%～80%。

造成这一切的罪魁祸首并不是细菌本身，而是它的分泌物——不同类型的产气荚膜梭菌毒素，其中最具破坏性的是 α 毒素。这种外毒素破坏细胞膜，导致血管通透性增加、局部水肿，最终引起组织大面积坏死。

气性坏疽早期很难被诊断出来，所以病人往往不能得到及时的救治。如果姑息治疗并不起效，则需切除坏死组织或截肢以挽救生命。

产气荚膜梭菌引起的中毒症状不仅仅有气性坏疽。如果它随着食物进入人体，就会发生食物中毒。但在这种情况下，起关键作用的是其他物质——肠毒素（enterotoxin）。它们对人体的影响相对较小：中毒症状在一两天内就会消失。

1　脓毒症休克是这种严重感染性疾病的并发症，可危及生命，其特点是血流量减少，血液向组织输送氧气和其他物质的能力下降，导致发展成为多器官功能障碍综合征（multiple organ dysfunction syndrome，MODS）。——作者注

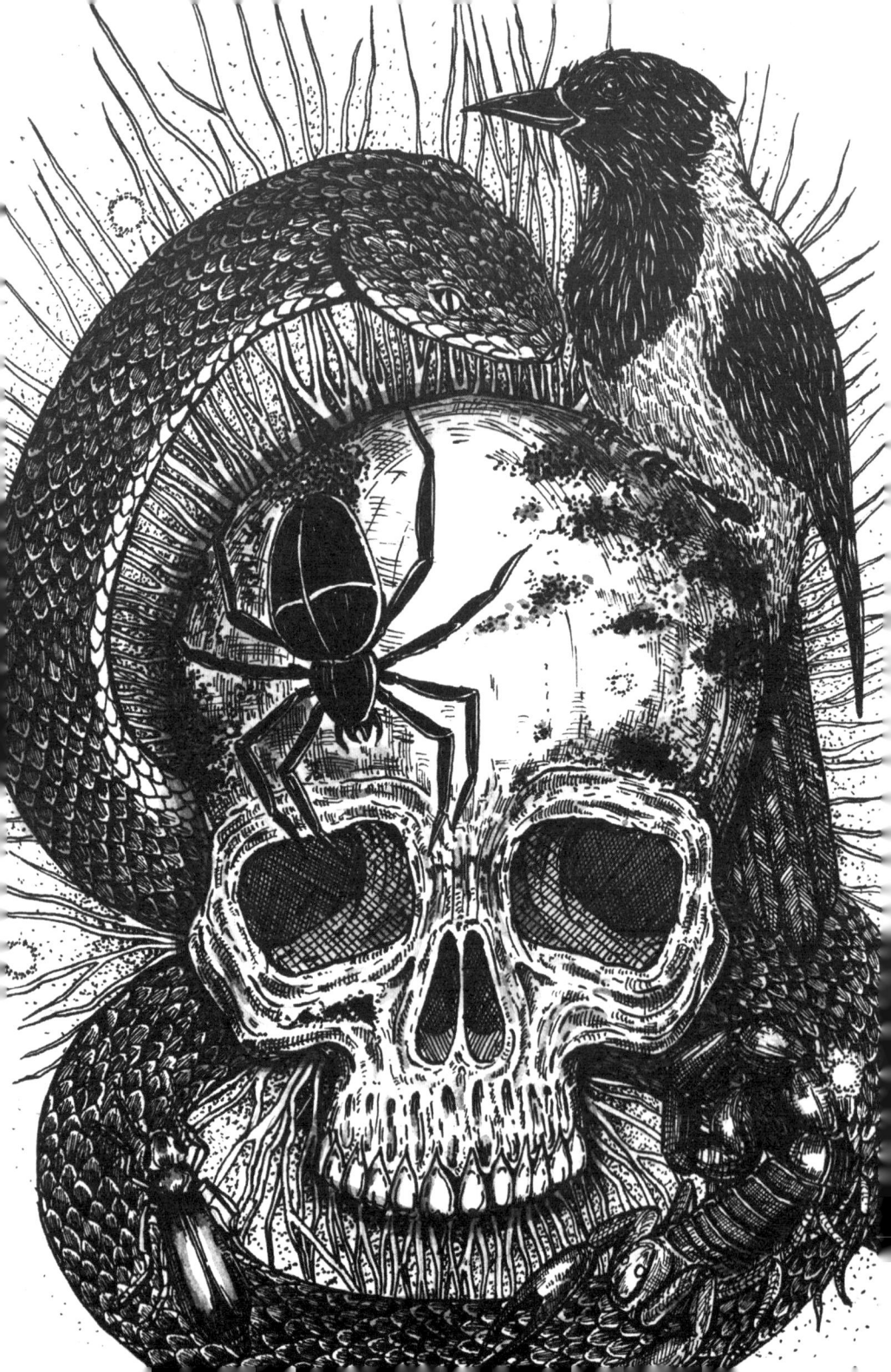

有毒动物

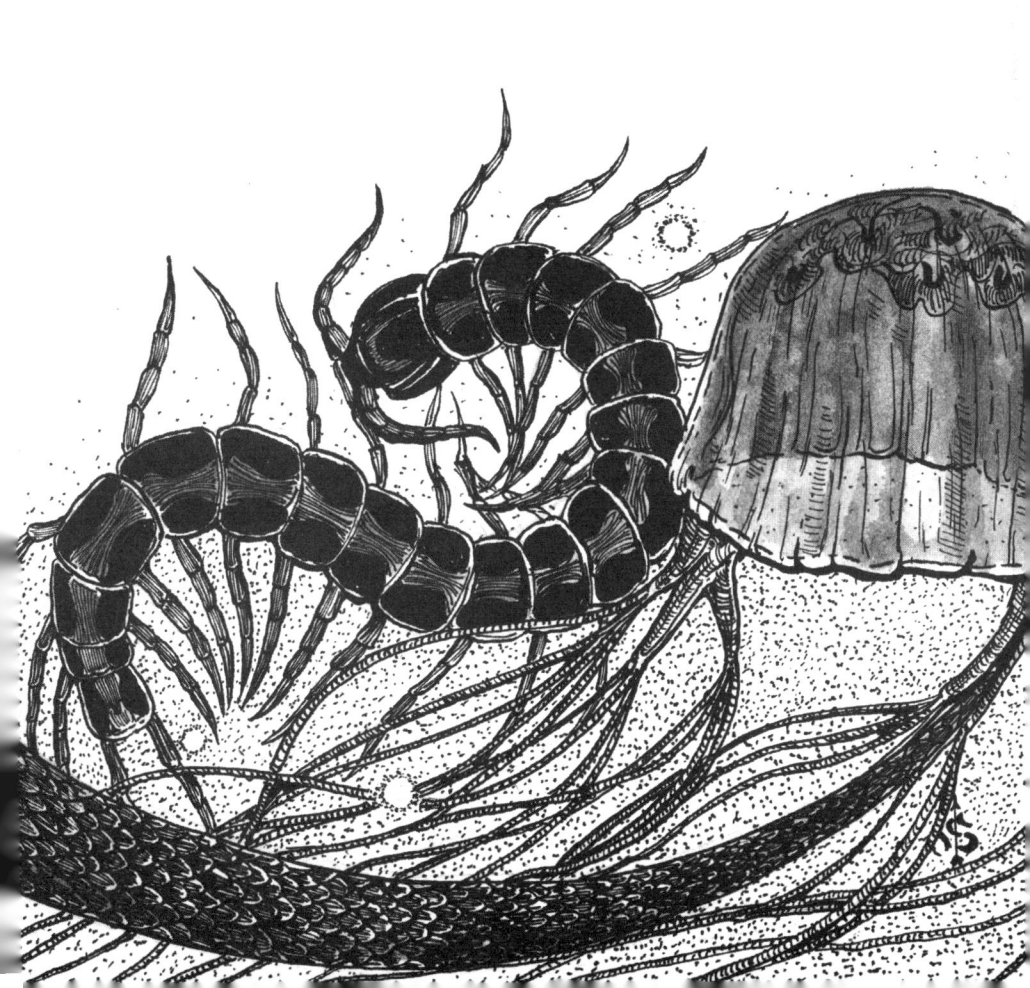

与植物或真菌不同，动物的生活方式十分积极：它们四处走动、狩猎、躲避捕食者。每个物种都以自己的方式适应生存：有些跑得快，有些爪牙锋利，有些能吓跑敌人，有些能用毒素杀死猎物。

但聊到有毒动物，一切并非如此简单。它们产生毒液的机制和使用毒液的方式有很大差别。为了了解有毒动物的多样性，我们有必要以某种方式对它们进行识别。最著名的**有毒动物分类**是由院士 Y. N. 巴甫洛夫斯基（Y. N. Pavlovsky）提出的，他建议将有毒动物分为两大类。

原生有毒动物（primitive venoms）是指那些能自己产生有毒分泌物，并有特殊腺体或毒液代谢产物的动物。

次生有毒动物（secondary venoms）是指从环境中积累毒素的动物，它们自身并不产生有毒物质。

其中，原生有毒动物又可分为：

• **被动带毒性动物**，它们产生有毒的代谢物并将其累积于器官和组织中，只有在食用后才会有危险，如河豚。

• **创伤放毒性动物**，它们有专门的毒器，在这里也可以被划分为以下两组：

• 防御性创伤放毒性动物，它们具备猎物受伤即触发的装置，可以在刺伤或咬伤其他物种时释放毒液。最常见的利用毒液捕猎的动物有蜘蛛、蛇、毒蜥。

• 非防御性创伤放毒性动物，它们没有伤人的工具，在与受害者的身体发生接触后会产生毒性作用。此类动物主要包括通过皮肤腺释放毒素的两栖动物。

对有毒动物及其毒素成分的研究可以追溯到古代：原始部落用青蛙腺体的分泌物来涂抹箭矢，古希腊的医疗之神阿斯克勒庇俄斯被描绘成带着一根有蛇缠绕的木杖的人的形象，蛇和蜜蜂所释放的毒素被用来治病。有些人对动物毒素十分感兴趣，在他们的影响下，甚至还衍生出一个单独的、只研究动物毒素的毒理学分支——动物毒理学。

不同的有毒物质作用于生物体内的不同"靶位"，按其**作用性质**可分为以下几类：

- 影响神经系统的神经毒素（neurotoxin），导致受害者瘫痪；
- 损害器官和组织细胞的细胞毒素（cytotoxin）；
- 破坏血管通透性的出血毒素（hemorrhagin），引发内出血；
- 破坏红细胞的溶血素（hemolysin）。

此外，生物体的毒素还可根据其**性质**分类：

- 蛋白质毒素，这类毒素通常是通过投毒装置施放，因为它们进入消化系统后会自行分解。蛋白质毒素的化学式非常复杂，我们在本书中不做具体介绍。
- 非蛋白质毒素，包括脂肪族化合物（aliphatic compound）、杂环化合物（heterocyclic compound）以及生物碱，如河豚毒素（tetrodotoxin）和斑蝥素（cantharidin）。这些物质即使进入消化道也能发挥作用。

对动物毒素及其作用机制的研究对我们具有很重要的意义，不仅可以把人从中毒的泥沼中解救出来，还可以开发新药。人们对毒素成分的研究越深入，就会发现越多有趣的事实：比如目前已经发现了能够治疗 2 型糖尿病和脑癌的物质。

在本篇中,我们来聊聊那些打破世界纪录的最毒动物和那些不同寻常的毒素携带者。

蜂猴

Nycticebus

谁能想象得到，被这种可爱的、看似友好的生物咬伤后会出现过敏性休克，甚至死亡。

通常，在本书中，我们了解到的都是一些危险的、起效快的毒物。但是，蜂猴（英文别称"slow loris"）并不是一个残忍的杀手。它的有趣之处在于它是唯一一种有毒的灵长类动物（迄今已知的有毒哺乳动物有 7 种）。

蜂猴是一种小型灵长类动物，有强力的趾爪和非常大的眼睛。它生活在中南半岛及其周边地区的雨林中，常在夜间活动，以水果、花蜜和昆虫为食。

蜂猴手肘内侧的腺体能够分泌毒素，这种毒素能够引起中毒者过敏性休克（即立即出现严重的过敏反应，甚至可能致死）。这种反应由一种蛋白质引起，其化学结构与猫科动物的主要过敏原 Fel d 1 蛋白非常相似。这种蛋白质存在于蜂猴分泌液与唾液混合液中，可以通过被蜂猴咬伤的伤口进入受害者血液，伤口的愈合过程漫长而痛苦。但是人类因蜂猴咬伤致死的情况很少，全球目前仅有一例被正式报道过的案例。

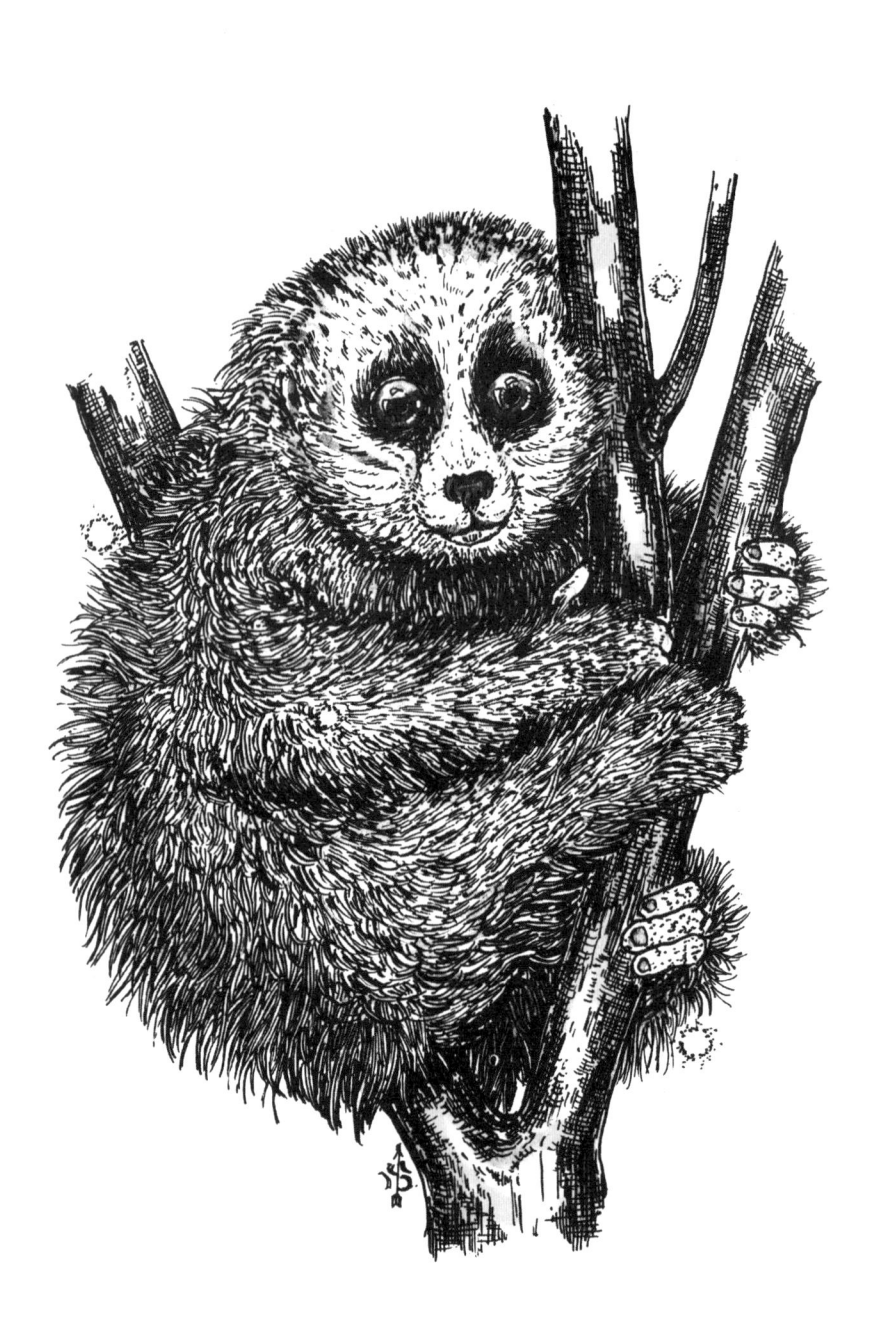

学界对蜂猴为何携带毒素这一问题迄今仍存在分歧：有的认为它们是为了保护自己免受捕食者、寄生虫侵害，及同类间争夺雌性或食物时的伤害；有的则认为它们是为了捕食昆虫。

蜂猴没有攻击性，不会攻击人类，但由于其栖息地野生动物入药的流行现象，蜂猴经历了极大的痛苦。它们遭受宰杀，被放到市场上售卖，骨头、器官和皮肤都被用来制成猴膏和"药品"。蜂猴的所有身体部位都被人类加以利用，有的部分甚至被晒干处理。尽管这种"自然疗法"手段残酷，效果不佳，但大多数来自蜂猴分布地区的居民并没有改变现状的打算。

蜂猴的另一个问题是总有人试图驯养它们。即使是在动物园，人工养殖蜂猴也非常困难，并且它们无法停止产生毒素。因此，对于主人来说，最后只能得到一只不快乐的、有毒且危险的小兽。这一切真的值得吗？[1]

---

[1] 虽然我已经尽力做到不予评判，但有些小节可能仍带有情感色彩。我反对虐待动物，这是我的个人立场。对某些问题的看法有人可能与我不同。——作者注

玫瑰毒鲉

Synanceia verrucosa

  玫瑰毒鲉是世界上毒性最强的鱼，玫瑰毒鲉可以轻松令不慎踩到它们的人中毒身亡，而受害者有时甚至没有看到伤害他们的东西。

  玫瑰毒鲉，又名石头鱼、老虎鱼，以小鱼、小虾和甲壳类动物为食，通常潜伏在珊瑚礁底部观察自己的猎物，然后迅速抓住它——捕食时间不到一秒。由于其形状和颜色，玫瑰毒鲉伪装得很好，难以被察觉。它会一动不动地躺着，埋在沙子里或藏在岩石之间，等待一个好的时机发起攻击。玫瑰毒鲉没有鳞片，只有许多毒刺，其中最大的毒刺位于背鳍上。这些刺是用来防御其他捕食者的。玫瑰毒鲉本身不会攻击人类，但它生活在浅水区，所以游泳者很容易踩到它。玫瑰毒鲉身上的背刺甚至可以穿透鞋底。玫瑰毒鲉主要分布在太平洋、印度洋和红海海域。

  如不慎踩到玫瑰毒鲉的毒刺会引起剧烈刺痛，患者被刺伤的部位会肿胀、变红。随着毒素在人体内的扩散，患者继而出现呼吸急促、肺水肿、心脏功能失常、发热、肌肉无力和瘫痪等症状。如果毒刺扎进血管中，所有的中毒过程会以更快的速度发展。如果没有及时得到医疗救助，那么患者死于呼吸停止或心脏骤停的概率非常高，可能会

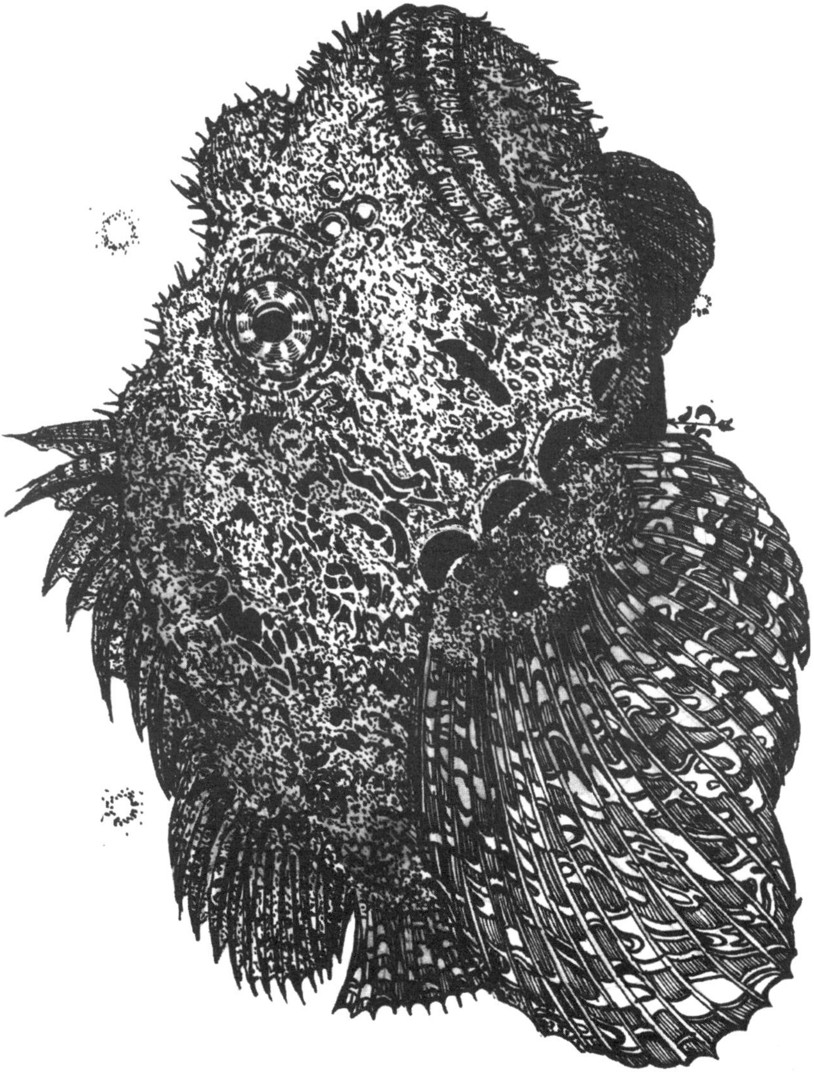

在一两个小时到一天之内死亡。

玫瑰毒鲉毒液由多种不同的有毒蛋白质混合而成。蛋白质的组成因品种不同而略有差别，但主要成分是不变的：毒鲉毒素（verrucotoxin，VTX）、玫瑰毒鲉毒素（stonustoxin，SNTX）、心磷脂（cardiolipin）、一些其他蛋白质和透明质酸酶。玫瑰毒鲉毒素破坏血细胞，心磷脂扰乱心脏功能，而透明质酸酶则会导致刺伤部位的组织损伤。在这些毒素的共同作用下，患者的血管通透性增加，血压降低，继而出现上文描述的中毒症状。

虽然玫瑰毒鲉的毒性是致命的，但在一些亚洲国家仍有人捕食它。此外，在世界各地，玫瑰毒鲉还被当作奇异的水族箱宠物饲养。

河豚

Fugu

你听说过这种有致命危险的鱼类佳肴吗？如果没有使用恰当的烹调方法，河豚身上的毒素就会进入人体，致人死亡。每年有 30 ~ 50 名此类美食的爱好者中毒而亡。厨师们须接受培训，并取得专门的资格证书，才能烹饪用河豚制成的佳肴。

在鲀科（Tetraodontidae）的鱼类中，许多都含有致命物质——河豚毒素。鲀科的各属鱼类都能吸气膨胀，体积增加数倍，并暴露出它们的体刺。其中，暗纹东方鲀（*Takifugu obscurus*）是最常被食用的种类。

河豚毒素不仅存在于河豚体内，还存在于蓝环章鱼（blue-ringed octopus）、一些海星（starfish）、蠕虫（worm）和蝾螈（newt）中。不同物种将这种毒素用于不同的目的，河豚主要是将其用于保护自己免受捕食者攻击。

河豚毒素主要积聚在河豚的卵巢和肝脏，在肌肉中的分布很少。淡水物种的毒素更多地集中于皮肤上。河豚毒素通过阻断神经细胞膜上的钠离子通道，抑制钠离子进入神经元，借此干扰从神经传送至肌肉的信号。患者中毒的最初症状是麻木和瘙痒（尤其是舌端及口唇部位），以及胃肠道不适，继而全身肌肉逐渐麻痹，直到呼吸肌麻痹，

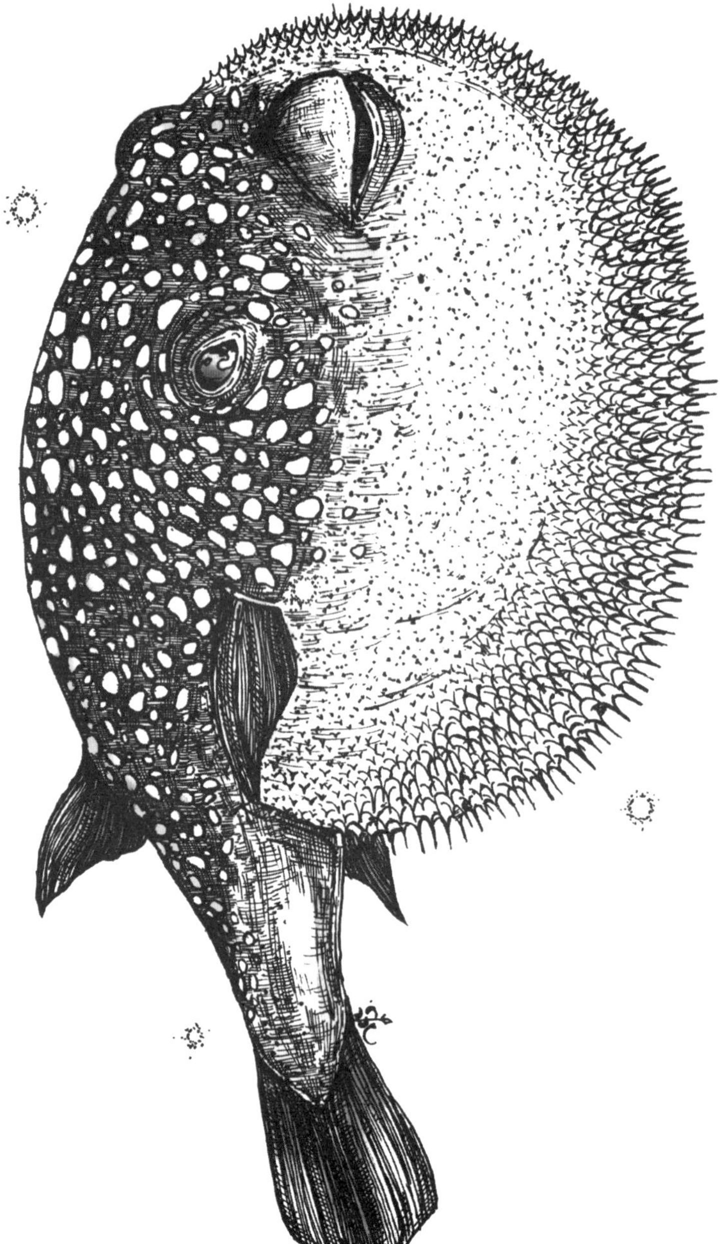

从而导致呼吸停止，最终在意识完全清醒的情况下因窒息而亡。河豚毒素没有特效解毒剂。因此，医疗救助的主要目的是维持人体的呼吸和其他生命机能，直至离子通道自行恢复。

有趣的是，如果改变河豚的饮食习惯，它们可以变得完全无毒。事实上，河豚本身并不产生毒素，只是积累毒素（即前文提到的次生有毒动物）。这种毒素是由特殊的海底细菌产生的，河豚以这些细菌为食，而后，毒素在河豚的肝脏和其他器官中不断积累。不以这些细菌为食的鲀科是完全无毒的。

结构式

河豚毒素

有毒物质：河豚毒素。
分布地区：西北太平洋。
半数致死量：人类口服 0.01 毫克 / 千克。

地纹芋螺
Conus geographus

软体动物（mollusca）可以杀死一个人，这听起来似乎是个天马行空的想法。但前面的章节已向我们证明，即使是很小的微生物也能产生毒性强劲的毒素。

芋螺科属于软体动物门，地纹芋螺并不是芋螺科唯一拥有致命毒素的品种，但它是所有品种中危险系数最高的。地纹芋螺有圆锥形的白褐色外壳，因其壳面细密的、形似地图的图案而被命名为"地纹芋螺"。地纹芋螺有一个长吻，内部长有齿舌，齿舌表面覆盖着由毒液腺分泌的毒液。当猎物靠近时，地纹芋螺会伸出吻端，将齿舌刺入猎物体中。从本质上讲，地纹芋螺属于捕食者，它能够吃掉体积比自己还大的鱼。地纹芋螺捕食时需要借助于一个特殊的器官——嗅检器（osphradium），嗅检器本质上是一个嗅觉器官（它能对溶解在水中的化学物质产生嗅觉反应）。

地纹芋螺的毒液由多肽类毒素芋螺毒素（conotoxin）组成。芋螺毒素种类繁多，其中五种的作用机制已得到较为翔实的研究：

- α-芋螺毒素可抑制神经组织和肌肉组织中的烟碱型乙酰胆碱受体；

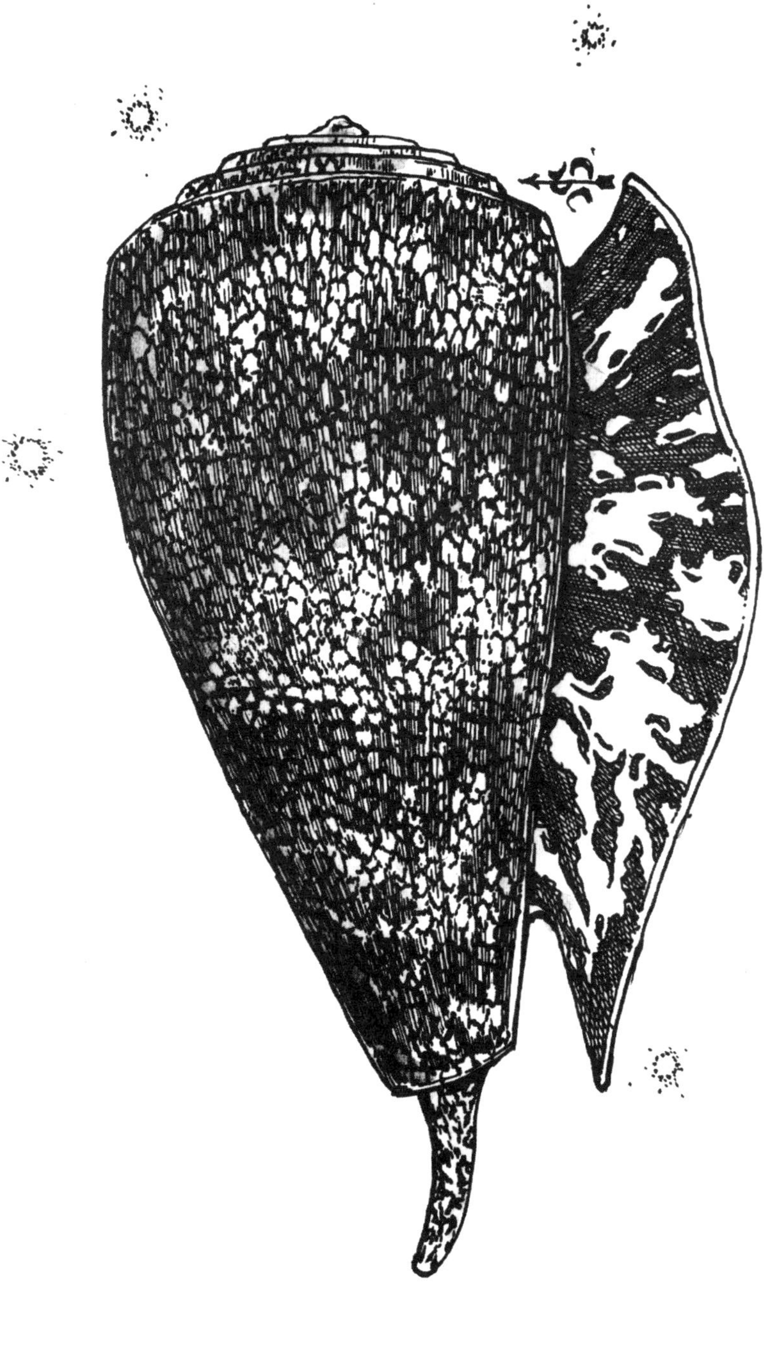

- δ-芋螺毒素可抑制电压依赖性钠通道；
- κ-芋螺毒素可抑制钾离子通道；
- μ-芋螺毒素可抑制肌肉中的电压依赖性钠通道；
- ω-芋螺毒素可抑制电压依赖性钙通道。

从整体来看，芋螺毒素针对参与神经肌肉信号转导的一系列离子通道，所以地纹芋螺的毒液是由神经麻痹毒素组成的鸡尾酒样的混合物。芋螺的毒液通常会包含几种类型的芋螺毒素，但这种致命毒液的成分也会存在一定的个体差异。

以上列举的这些并不是毒液的全部成分。在捕食时，为确保猎物不会立即察觉到被咬伤，地纹芋螺喷射的毒液中还含有胰岛素，能引起鱼类的低血糖休克（hypoglycemic shock），使它们无法游向远处。胰岛素发挥作用的时间足以让地纹芋螺捕获它的猎物。

不过，凡事都存在两面性，地纹芋螺毒液中的胰岛素也有一定的积极作用——它的降糖效果优于目前使用的胰岛素药物，所以被视作创造新型降糖药物的范例。芋螺毒素还可以被提取，以开发镇痛药物，在医疗领域的发展前景良好。

被地纹芋螺咬伤后出现的中毒症状有恶心，被咬伤的部位麻木、青紫，麻木感逐渐扩散到整个身体，继而可能引发中毒者脑肿胀、昏迷、呼吸困难或心跳停止。一只地纹芋螺的毒液可以在几分钟内杀死一个人。所以受害者越早接受治疗，存活概率就越大。但更重要的是，请不要在海滩上捡拾这种形状的海螺，或者不要在潜水时接触类似的东西。

有毒物质：α-芋螺毒素、δ-芋螺毒素、κ-芋螺毒素、μ-芋螺毒素、ω-芋螺毒素。

分布区域：印度洋和太平洋的浅水区。

半数致死量：0.012 ~ 0.038 毫克/千克。

大蓝环章鱼

Hapalochlaena lunulata

虽然名字里有"大"字，但这种章鱼的体长通常不会超过10厘米，它只是比其他品种的蓝环章鱼大一些。这种小型章鱼拥有一种强大的毒素——河豚毒素，与河豚中发现的物质相同。蓝环章鱼是地球上十大最毒的生物之一。

大蓝环章鱼身体呈淡黄色，有明亮的蓝色圆环，因此而得名。这种颜色是对捕食者的警告：这可能是它们最后一次与大蓝环章鱼相遇。大蓝环章鱼以虾、蟹和小鱼为食。在捕食时，它会迅速游到猎物身边，用触手把猎物拉到嘴边，然后咬住猎物。大蓝环章鱼有唾液腺，其中的共生细菌可产生河豚毒素，因此毒素可以通过咬伤处进入猎物体内，继而发挥作用，引发猎物肌肉瘫痪，使它们无法再抵抗，大蓝环章鱼就会平静地吃掉猎物。

由于大蓝环章鱼喜欢躲在浅水区，人类也有可能受到伤害——大蓝环章鱼可能会咬伤游泳者。但这种行为不是为了捕食，而是为了保卫自己的领地。在这种情况下，我们会看到河豚毒素中毒的典型画面（在"河豚"一节中介绍过）。如果没有得到及时的医疗救助，患者可能会在几个小时内因呼吸衰竭而死亡。因此，在大蓝环章鱼生活的

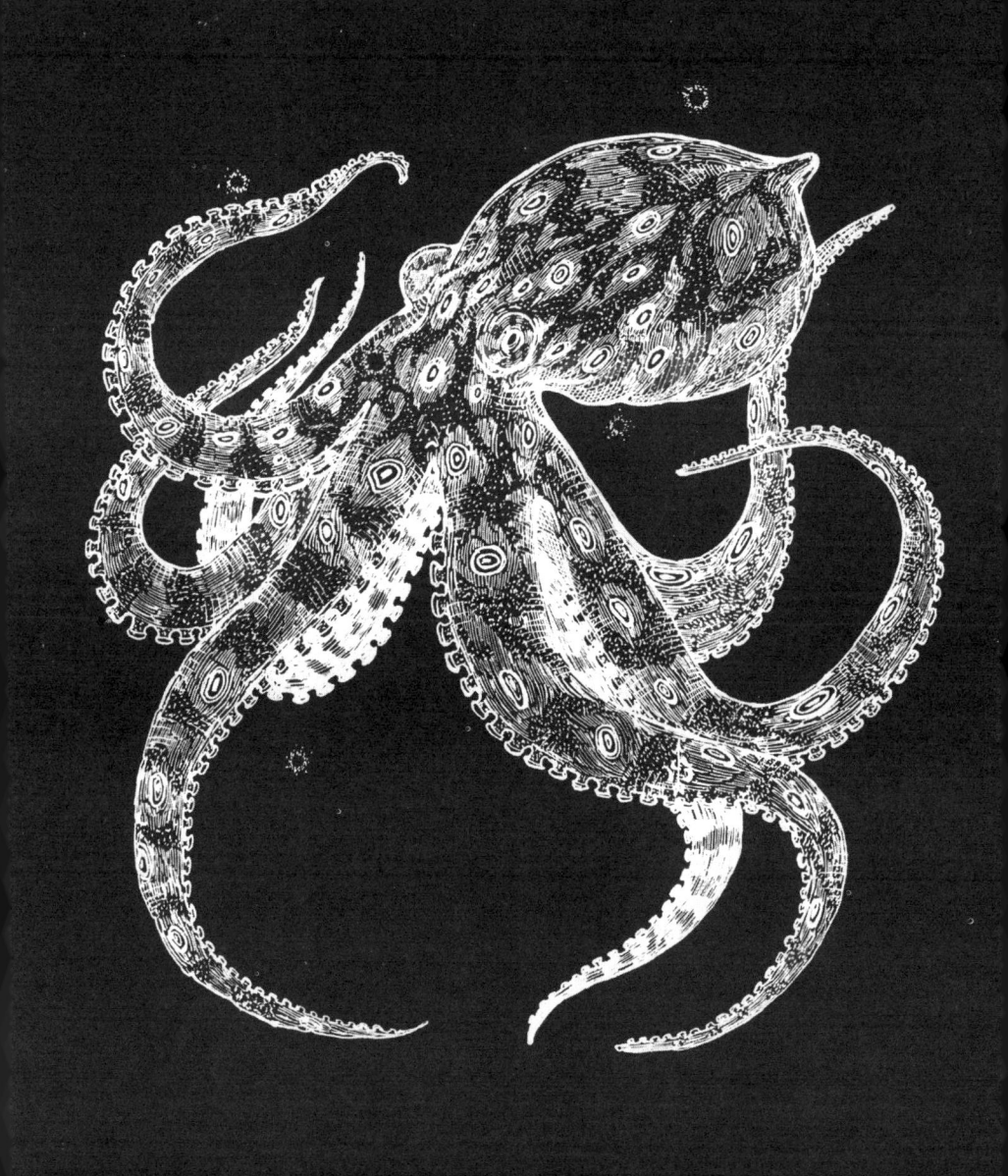

地区潜水或游泳时，我们应该尽可能小心，不要打扰这些海洋生物。

有毒物质：河豚毒素。

分布地区：从斯里兰卡到菲律宾、从澳大利亚到巴布亚新几内亚的印度洋和太平洋海域。

澳大利亚箱形水母
Chironex fleckeri[1]

保守估计，这种有毒的箱形水母每年至少会杀死一个人。许多中毒者甚至没机会游到岸边，就死于心脏病或在水中窒息。实际死于水母毒素的人数可能比这个数字多得多。

澳大利亚箱形水母主要生活在澳大利亚沿海水域。此外，在巴布亚新几内亚、菲律宾和越南附近海域也有箱形水母出没。澳大利亚箱形水母的学名是 Chironex fleckeri，它以毒理学家雨果·弗莱克（Hugo Flecker）的名字命名，因为他在调查一个小男孩死因的时候首次发现了这个物种。

澳大利亚箱形水母的食物包括虾和小鱼，而它们自身则容易成为海龟的食物。它们长有大而透明的圆顶和捕食时可伸到 3 米长的触须。这些触须上存在一种特殊的细胞——刺细胞（cnidocyte）。当触须受到触碰后，刺细胞会瞬间释放刺丝，刺穿目标，刺细胞中储存的毒液可与刺丝一起进入目标体内。刺细胞是一些海洋生物的主要狩猎武器，它射出的速度快得令人难以置信。

---

1 别名海黄蜂，本章标题使用的是它的中文学名。——译者注

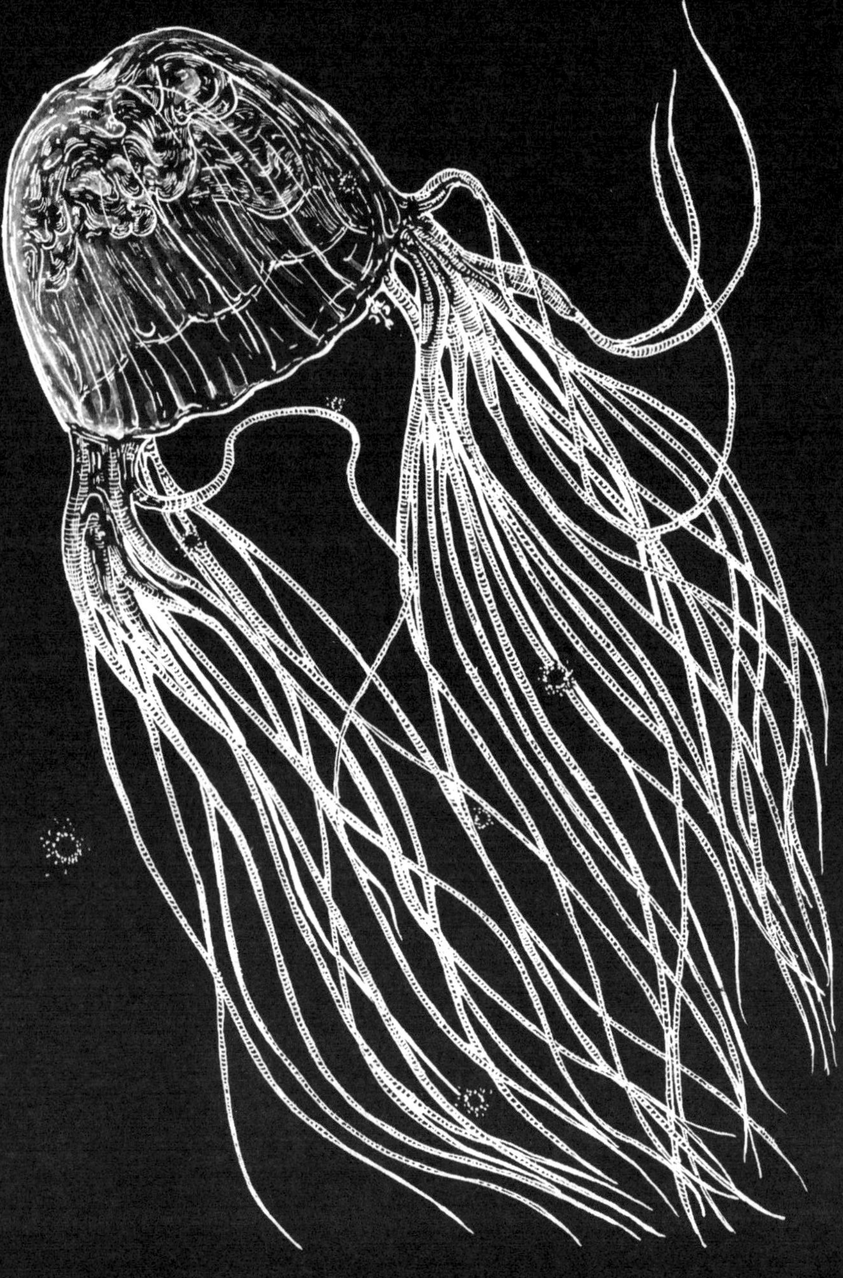

箱形水母的毒液包括以下几种成分：
- 溶血毒素：破坏血液中的红细胞；
- 组织坏死毒素；
- 心脏毒素（蛋白质毒素）：破坏心脏功能；
- 神经毒素（蛋白质毒素）：导致呼吸衰竭。

如果一个人被箱形水母蜇伤，首先要做的是把伤者拉出水面并叫救护车，否则大多数人会在 5～10 分钟内溺亡，因为他们在水中时可能因中毒而发生心脏病。可以用醋或海水处理受伤部位，冲洗掉毒物和剩余的刺细胞。冰块、利多卡因（lidocaine）乳膏和止痛药对缓解伤口疼痛有一定效果。但这些措施只能在等待救护车到来的时间里发挥作用，因为患者此时最需要的是立即使用解毒剂。在澳大利亚箱形水母生活的地区，几乎每家医院都有相应的解毒剂。

要躲避这种危险的生物，最好的方法就是不要在没有保护设施的海滩游泳。这些海滩没有围栏网，所以箱形水母可以游到岸边伤害人类。最危险的时期是每年 10 月至次年 4 月。

黑头林鵙鹟

Pitohui dichrous

长期以来，人们认为世上并不存在有毒的鸟类。直到 20 世纪 90 年代，有报道称，接触过黑头林鵙鹟的人出现了四肢麻木的症状。人们在对它进行更详细的研究时，才发现这种鸟的毒性早已为当地人所知，只是 19 世纪末的科学报道忽略了这一点。

黑头林鵙鹟是生活在新几内亚岛的鸣禽（songbird）。它们的躯干呈橙红色，头部、翅膀和尾羽呈黑色。

鲜艳而对比强烈的颜色使得黑头林鵙鹟在森林中十分显眼。这种鸟以水果、种子和昆虫为食，它的饮食习惯可能是体内毒素的来源。

黑头林鵙鹟本身没有产生毒素的腺体，但在它的皮肤、羽毛、肌肉和肝脏上均能检测到箭毒蛙碱（batrachotoxin）。这种鸟从它所吃的昆虫中获得毒素，并像河豚一样，因体内积累毒素而成为有毒动物，因此它也是次生有毒动物。黑头林鵙鹟的肝脏中含有毒素，但它丝毫没有受其影响，这表明它对这种毒素具有抗性。

为什么这种鸟会携带毒素？目前还没有确切的结论。要么是为了保护自己免受捕食者的伤害，要么是为了抵御寄生虫。若结合黑头林鵙鹟醒目的体色来看，这似乎像是一个不要轻易对它发起攻击的警告。

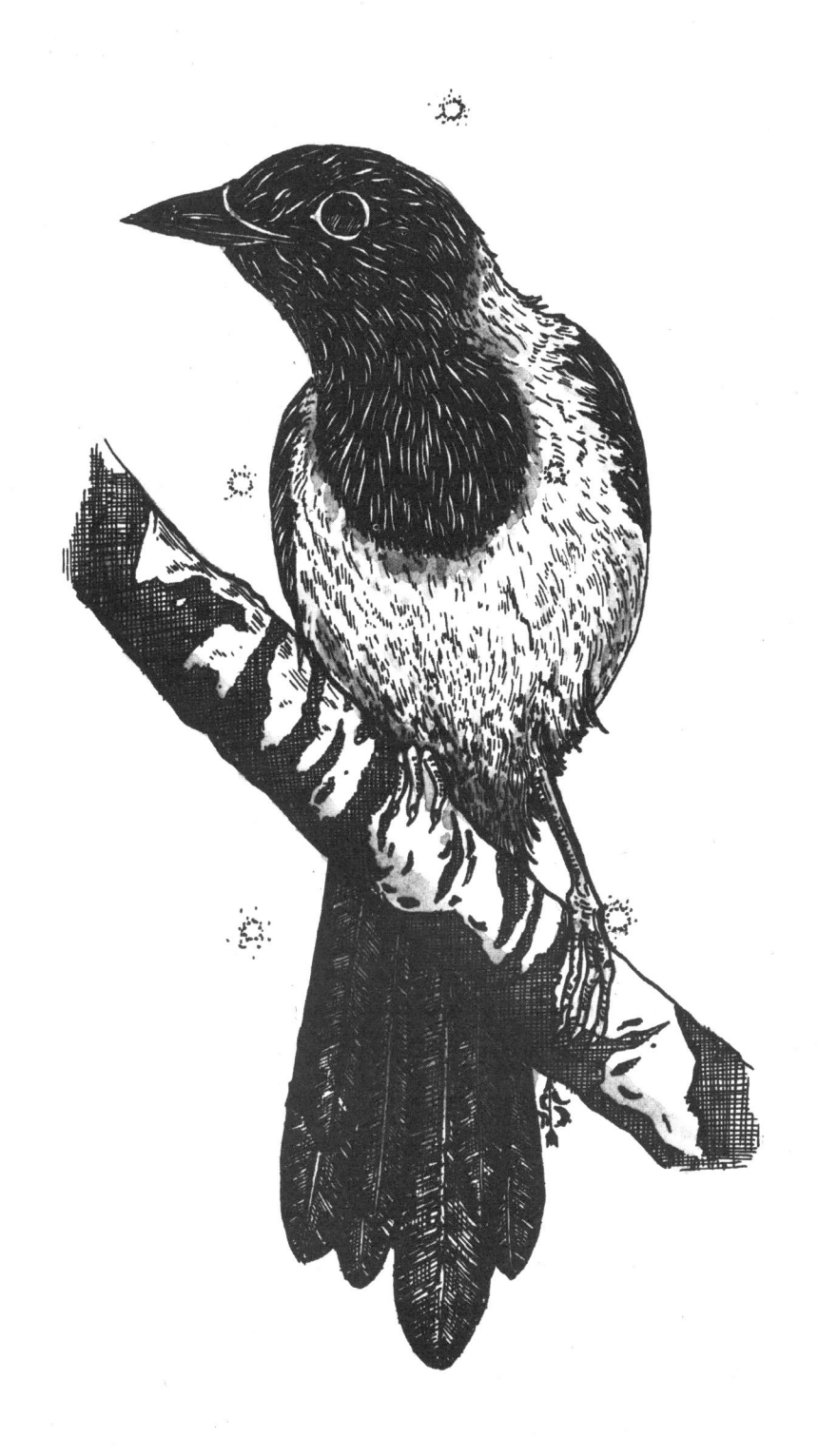

目前还没有关于黑头林鵙鹟体内的毒素致人死亡的记载，但它是人类已知的第一种有毒的鸟类，值得被记录在本书中。

西班牙绿芫菁

Lytta vesicatoria

有这样一种毒素，它会引起疼痛难忍的皮肤疥疮、出血、肾衰竭、肺水肿、心脏问题、神经系统问题及许多其他不适症状，但仍在市场上流通，只是因为它能唤醒勃起功能，引起性兴奋。你能想象得到吗？现在来认识一下西班牙绿芫菁吧，它正是这种物质的来源。

西班牙绿芫菁又名西班牙苍蝇、斑蝥，是一种可爱的小昆虫，呈亮绿色，有美丽的光泽。这种虫子以树叶为食，分布于整个欧洲和中亚地区。不知是为了自我保护，还是为了吸引异性，雄性西班牙绿芫菁会分泌一种叫作斑蝥素的物质，含量可达到西班牙绿芫菁重量的5%。

1810年，法国化学家皮埃尔·让·罗比凯（Pierre Jean Robiquet）分离出了纯正的斑蝥素。顺便提一下，正是这个人分离出了咖啡因、杏仁苷和罂粟属植物鸦片生物碱——那可汀（narcotine）。斑蝥素是一种结晶性的脂溶性物质。

在过去，能治疗勃起功能障碍的物质十分有限，西班牙绿芫菁等芫菁科甲虫是最好的选择，因为这些虫子到处都是，并且它们所含的斑蝥素确实能略微改善勃起功能。因此，斑蝥制剂很快名噪一时。

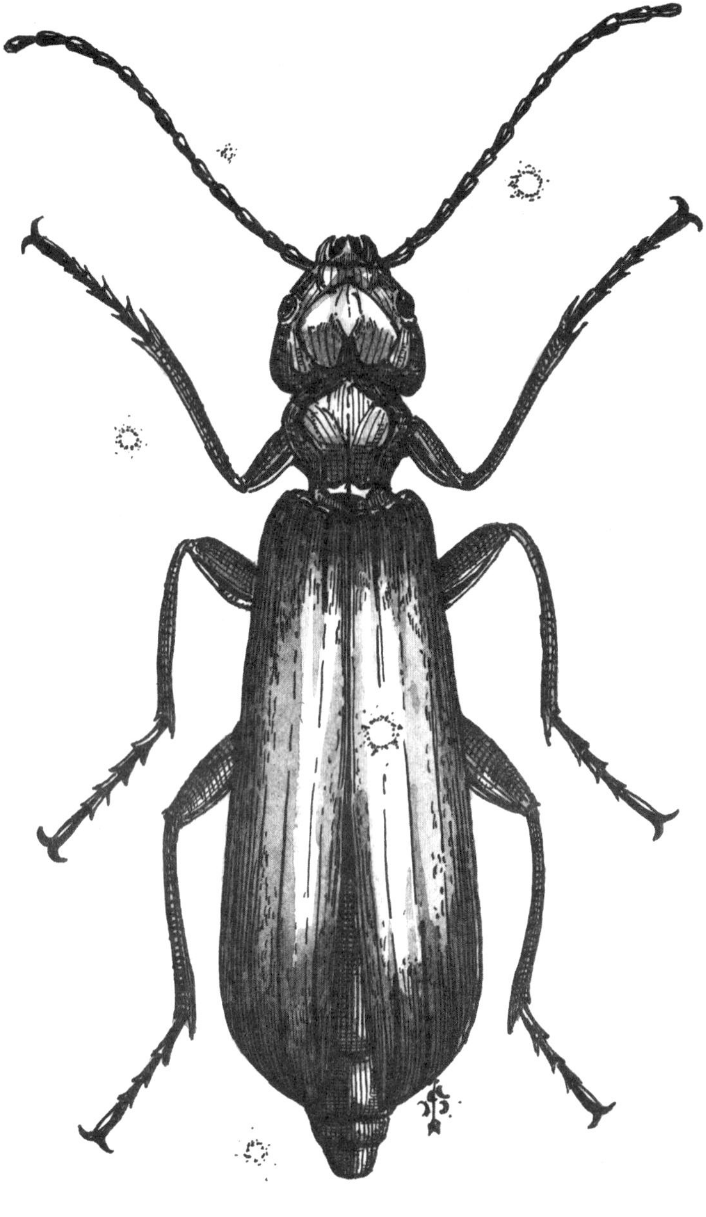

斑蝥素——一种有毒的壮阳剂

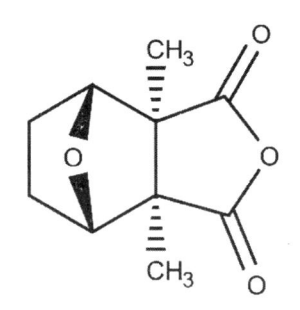

一些未经证实的资料表明，臭名昭著的萨德侯爵（Marquis de Sade）在自己的舞会上使用过西班牙绿芫菁。直到 20 世纪，许多上流社会的成员仍在甜品中添加有毒的斑蝥粉。20 世纪中期，一名英国男性因使用斑蝥素在法庭接受审讯：他希望借此取悦自己并诱导两名女性与其发生性关系。这位缺乏责任感的男性请两位女性吃加入了斑蝥素的椰子冰激凌。最终，他们并没有成功发生性关系——两位女性都不幸中毒身亡。

斑蝥素是制备传说中的毒药[1]坎特雷拉（cantarella）的基础成分之一。它的传奇地位归功于教皇亚历山大六世（Alexander Ⅵ）的家族——波吉亚家族（House of Borgia），家族成员因其在政治斗争中的残酷手段和不道德的品行而闻名。他们使用斑蝥素制成的毒药来消灭异见者。

此外，斑蝥素还被用于医学领域。在亚洲，西班牙绿芫菁粉末被用作堕胎药物和抗肿瘤药物。成书于公元 50 年至 100 年之间的医学

1　此处"传说中的毒药"是指许多关于它的故事尚未得到可靠的事实依据证实。——作者注

专著《药物论》（*De Materia Medica*）也记载了西班牙绿芫菁的相关内容。希波克拉底（Hippocrates）提议用西班牙绿芫菁来治疗水肿。目前，斑蝥素稀溶液是治疗尖锐湿疣、传染性软疣和其他皮肤病的一种药物。

斑蝥素能穿透细胞膜的脂质层，释放破坏蛋白质中的肽键的酶，以此破坏细胞结构，减少细胞之间的附着力[1]，并破坏细胞连接。这就是斑蝥素与皮肤接触时产生水泡的原因。

如果不慎摄入斑蝥素，几分钟内摄入者嘴唇和喉咙部位会出现烧灼感，皮肤起水泡，出现恶心和腹痛症状，肠道黏膜受损、出血。对身体造成的损害取决于摄入剂量和胃内容物。如果胃里有脂肪类食物，中毒的后果会更加严重，因为脂类会促进身体对斑蝥素的吸收，继而出现血尿、肾脏和肝脏损伤、瘫痪等严重不适症状。斑蝥素对人类的半数致死量为1毫克/千克，死亡多由肾衰竭或胃肠道损伤导致。

尽管如此，斑蝥素制剂至今仍在被使用。事实上，稀释1000倍后的斑蝥素溶液已经成为顺势疗法（homeopathic remedy）的一种治疗药剂。但在非传统医学中，存在着一些由西班牙绿芫菁本身制成的"药物"，可能已经含有不少有毒物质。现代市场提供了更安全的方法来提高治疗效力，因此很多时候西班牙绿芫菁并不是解决问题的最佳选择。

---

[1] 附着力：不同物质间的相互吸引力。——作者注

金色箭毒蛙
Phyllobates terribilis

金色箭毒蛙的毒液非常危险，只要与之接触，中毒者就会迅速死亡。一只金色箭毒蛙所含的毒素足以杀死十几个人，因此，它拥有"世界上最毒的青蛙"的称号。

金色箭毒蛙是一种体长不超过5厘米的亮黄色小青蛙。在英文文献中，它被称为"golden poison frog"，按照生物学分类它被称为"Phyllobates terribilis"，这样它听起来不会那么吓人了。而金色箭毒蛙的俄文名称中用到了"可怕的"一词，因为它具备令人难以置信的强效毒素——箭毒蛙碱。

箭毒蛙碱与金色箭毒蛙鲜明的颜色，可以保护它们免受捕食者的攻击。每只成年金色箭毒蛙约含有700～1900微克的箭毒蛙碱。

箭毒蛙碱是毒性最强的非蛋白毒素之一。它不仅存在于金色箭毒蛙体内，也存在于其他种类的箭毒蛙中。但它们自身并不会产生这种毒素，人工饲养的金色箭毒蛙是完全安全的。箭毒蛙碱的来源是它们的食物：蚂蚁和其他昆虫。看来，它们是从拟花萤科的昆虫身上获取了有毒的化合物。这种有毒化合物通过金色箭毒蛙背部的腺体分泌，并渗透全身皮肤。如果金色箭毒蛙察觉到危险将至，它就会释放更多

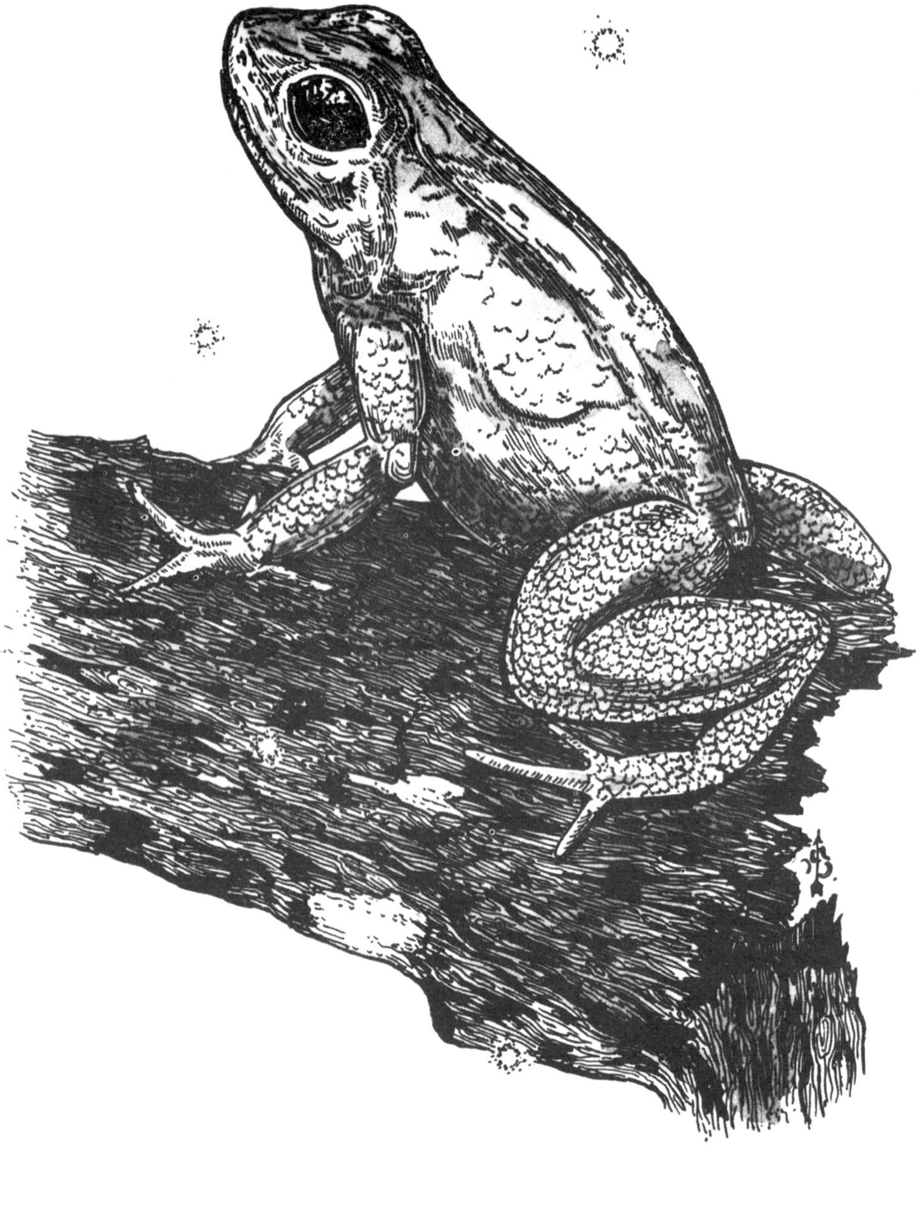

的毒素。

箭毒蛙碱主要影响神经系统。它能增加细胞膜对钠离子的通透性，造成细胞膜去极化现象。简言之，该毒素会阻断神经冲动传递到肌肉，最终导致瘫痪。

这些特质数百年前就被哥伦比亚的原住民发现了，他们将箭和飞镖浸泡在金色箭毒蛙的毒液中，用以麻痹猎物或敌人。

结构式

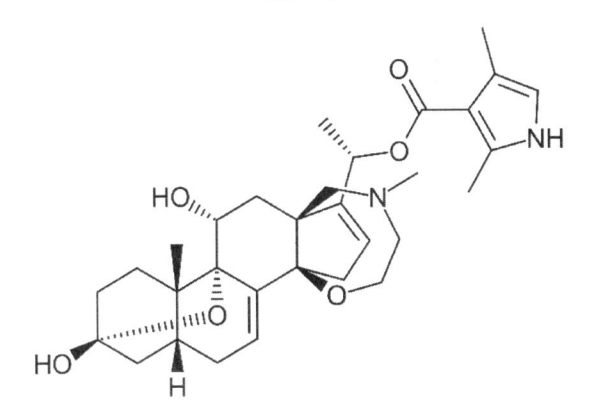

箭毒蛙碱

有毒物质：箭毒蛙碱。

分布地区：哥伦比亚太平洋沿岸的潮湿森林。

半数致死量：小鼠静脉注射 2 微克 / 千克，人类口服 2 ~ 7.5 微克就有生命危险。

毒蜥

Helodermatidae

世界上仅有两种有毒蜥蜴：美国亚利桑那州的希拉毒蜥（*Heloderma suspectum*）和墨西哥的珠毒蜥（*Heloderma horridum*）。只有它们已经进化出了成熟的毒腺。这两种毒蜥生活在美国西南部和墨西哥的干旱地带。它们喜欢打洞或躲进阴影中，体形大，行动笨拙，比小蜥蜴更喜欢躲起来逃命。它们以鸟蛋、其他蜥蜴、蛇、啮齿类动物和一般昆虫为食。它们的身体可以适应干旱环境并忍受长时间的饥饿，所以它们虽然食量巨大，但进食十分不规律。

毒蜥体长可达 90 厘米。它们的整个身体由斑驳的大鳞片覆盖，体色呈深色，有浅黄色斑纹。正如这种动物的名字所暗示的那样，它们的牙齿是有毒的：毒蜥的下颌有毒腺，毒液通过毒腺的导管，流至牙齿。这些毒液是毒蜥捕猎时所必备的，它们对恒温动物（老鼠、鸟类）十分有效，而对冷血动物则效果平平。毒蜥也无法捕杀自己的同类，因为它们对自身的毒液有抗性。

这些爬行动物的毒液中含有血清素（serotonin），还有透明质酸酶、氧化酶（oxidase）、磷脂酶（phospholipase）、蛋白酶（protease）和其他酶。患者被咬伤的部位会非常疼痛、肿胀，还会出现虚弱、头

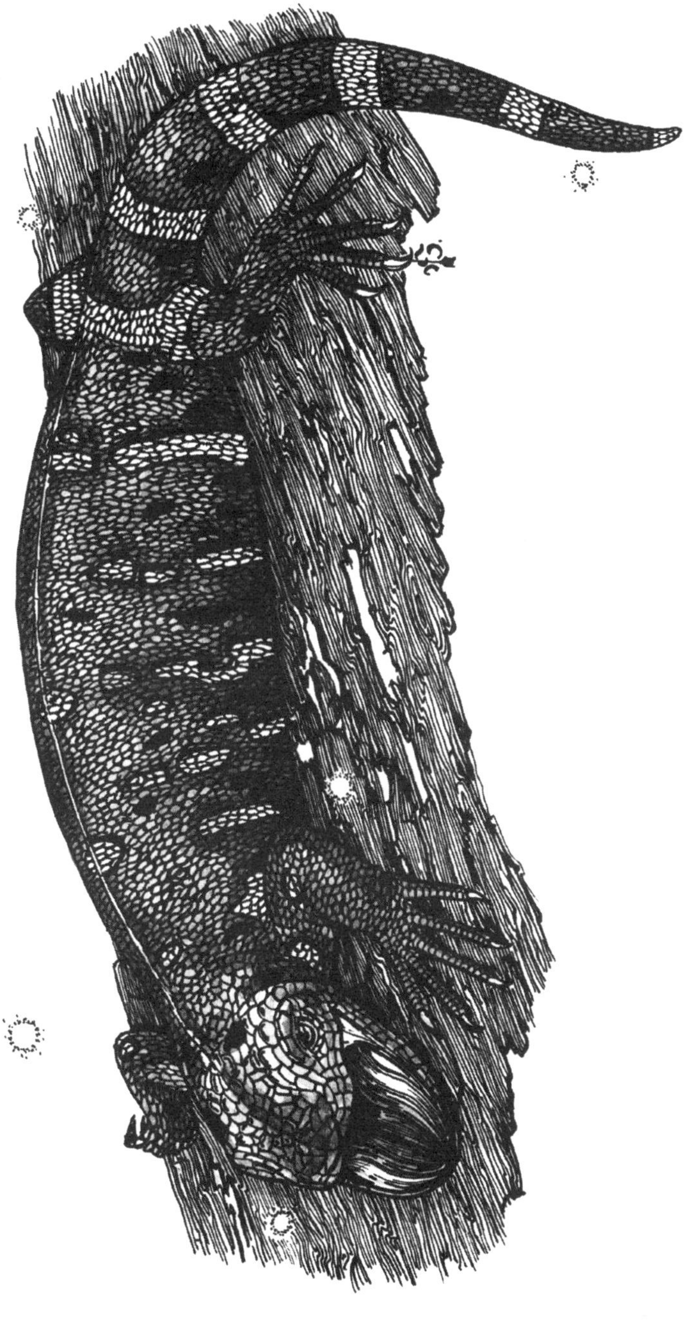

晕、血压下降等症状。人们通常很少被毒蜥咬伤，即使被咬伤，也不会致命。毒蜥咬人的案例十分稀少，通常只发生在人工饲养的情况下。而对于小动物们来说，毒蜥的毒液毒效十分强劲，几分钟内就能置它们于死地。

在研究这些爬行动物的唾液时，人们发现毒液中含有一种名为"激动肽 –4（exendin-4）"的物质，其作用类似于胰高糖素样肽 –1（glucagon-like peptide-1），是一种可以调控血液中葡萄糖浓度的激素。现在，激动肽 –4 还可以更长时间地调控这些过程，所以人们通过开发艾塞那肽（exenatide）来治疗 2 型糖尿病。所幸并没有人因此而捕捉毒蜥，因为艾塞那肽是激动肽 –4 的人工合成品。

眼镜王蛇

Ophiophagus hannah

眼镜王蛇是地球上体形最大的毒蛇。它的长度为 3～4 米，有些可长达 5 米。眼镜王蛇的平均寿命为 20～30 年，并在其一生中不断生长。眼镜王蛇能将其 1/3 的身体直立，形成一种独特的站立姿势——这也是眼镜王蛇通常被描绘的形象。它们主要生活在印度和东南亚地区。

眼镜王蛇的饮食习性非常奇特，它以其他蛇类和蜥蜴为食。如果你想训练它吃老鼠和其他啮齿类动物，那几乎是不可能的，所以眼镜王蛇很难实现人工饲养。眼镜王蛇最久可以 3 个月不进食——这是雌蛇孵化蛇卵所需的时间，在此期间，它们会守护蛇巢，寸步不离。

由于亚洲森林面积的减少，蛇类的栖息地正在逐渐消失。这就是眼镜王蛇更频繁地出现在人类周围的原因：它们爬进人类住所或从路边爬出来。在这些有蛇出没的地区，居民更了解该如何避免蛇的攻击，但并不总是能幸免于难。据统计，被眼镜王蛇咬伤的人有 10%～30% 的概率会不幸死亡。为什么不是 100% 呢？要知道它们咬人时分泌的毒液就足以杀死一个成年人。这是因为眼镜王蛇不会无差别地毒杀人类。它们将毒液留作狩猎用，所以有时根本不会释放毒液，

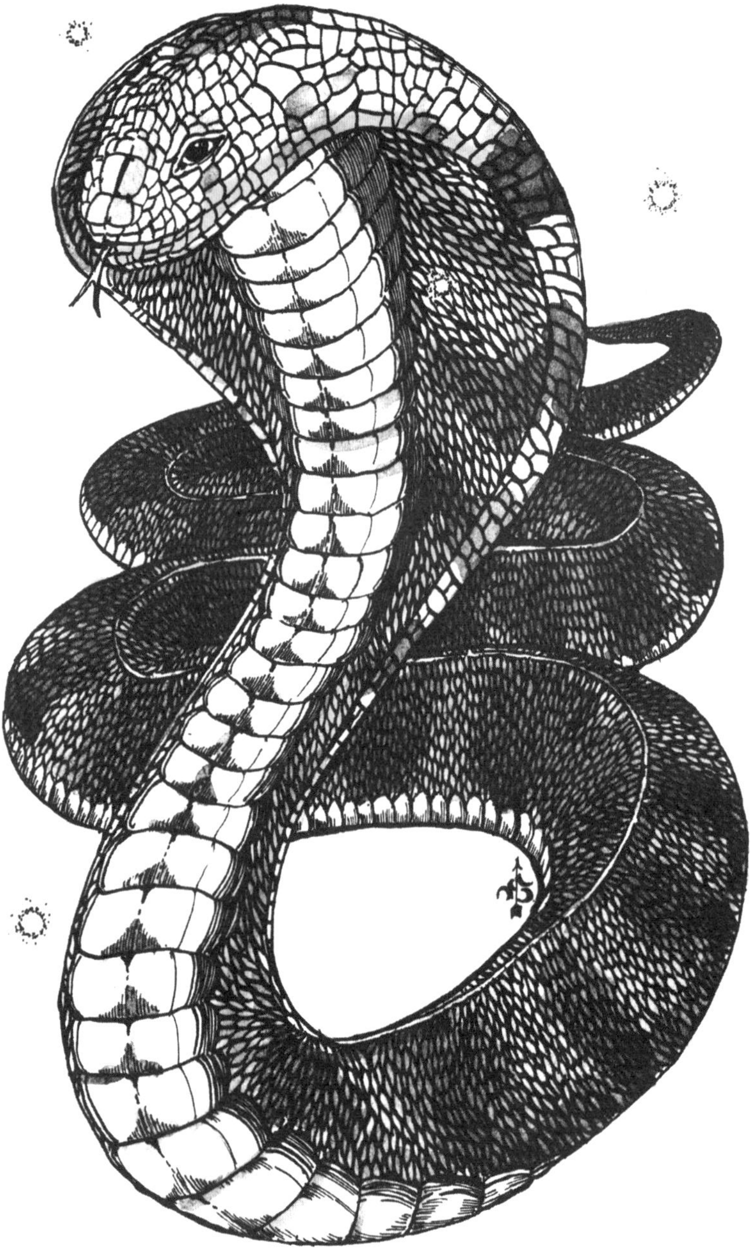

或只释放非常少量的毒液。

　　眼镜王蛇毒液是一种含有蛋白质和非蛋白质成分的混合毒素。蛋白质成分主要作为神经毒素发挥作用，阻止烟碱型乙酰胆碱受体发挥作用，阻断神经信号传输，使患者出现麻木和瘫痪症状，最终死于呼吸衰竭。毒液中还含有破坏心脏正常工作的心脏毒素和非蛋白质成分。因此，即使是被眼镜王蛇咬伤后的幸存者，也应及时寻求医疗救助。

　　即使是眼镜王蛇也有害怕的天敌，它们容易成为獴（mongoose）和狐獴（meerkat）猎杀的对象。獴常被饲养在人类住宅附近，以保护人类免受毒蛇的伤害——这是鲁德亚德·吉卜林（Rudyard Kipling）的《丛林之书》（*The Jungle Book*）中"李奇－蒂奇－塔维"（Rikki-Tikki-Tavi）的故事情节。

内陆太攀蛇

Oxyuranus microlepidotus

内陆太攀蛇是地球上最毒的蛇。它分泌的毒液比眼镜王蛇的毒液毒性强 10 倍，而且它的进攻速度惊人。对我们来说，幸运的是，这种蛇只出没于澳大利亚，且生存在较为干旱的地区。这就是它被称为内陆太攀蛇的原因。

内陆太攀蛇的平均长度可达到 2 米，鳞片的颜色随季节而变化，冬季呈深褐色，夏季则变为浅黄色——它们可以改变鳞片的颜色，从而在各个季节吸收不同的热量来调节体温。

内陆太攀蛇与眼镜王蛇不同，它不吃其他蛇类，更喜欢吃啮齿类动物，如小鼠和大鼠。内陆太攀蛇的攻击不是单次的，而是连续多次的，这也增加了受害者体内毒液的含量。鉴于毒液的毒性和发作速度，内陆太攀蛇口下的猎物几乎没有生存的机会。

这种澳大利亚毒蛇的毒液含有几种成分，且具有不同的效果，但它最终会同时作用于机体的多个系统。这些成分包括：

• 神经毒素，其中毒性最强的是名为"paradoxin"的毒素：会引起肌肉瘫痪，最终造成呼吸衰竭；

• 溶血毒素，特别是能促进血液凝固的物质：导致血块的形成和

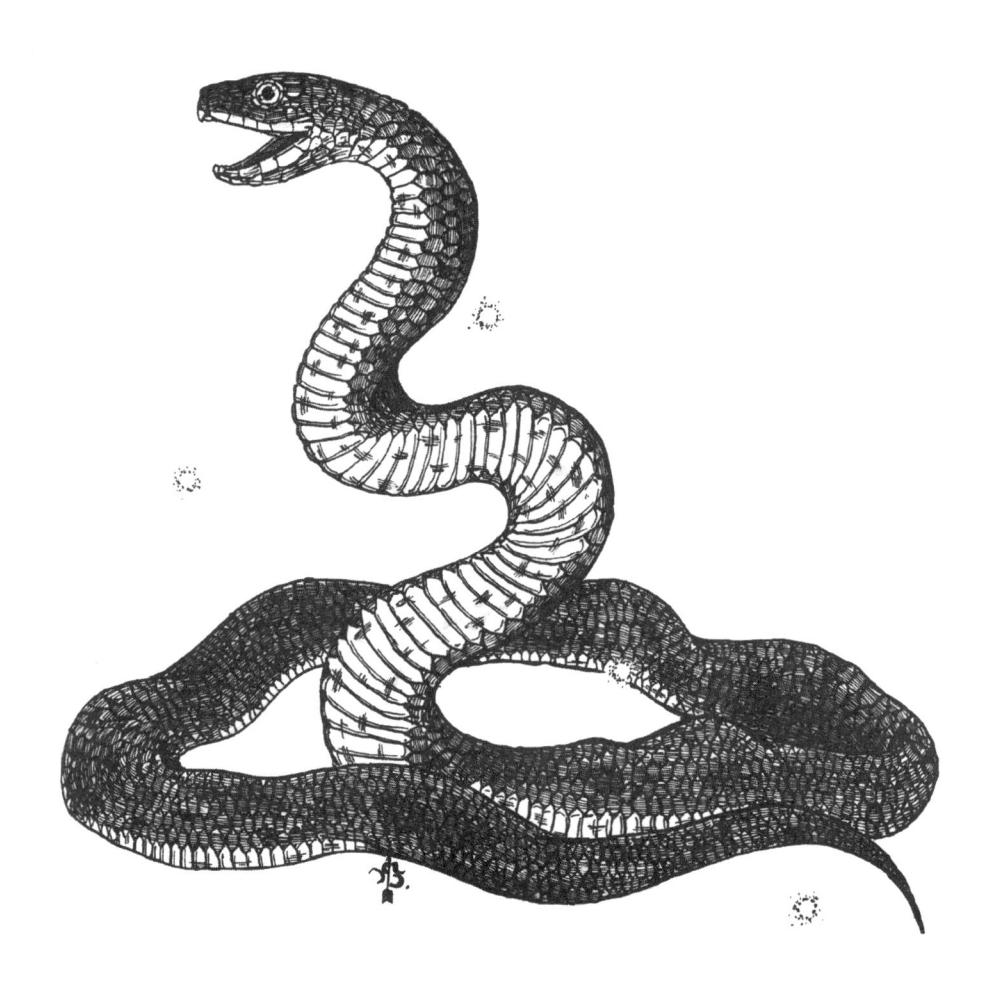

大量出血；

- 肌肉毒素（myotoxin）：引起肌肉组织坏死，特别是咬伤部位的肌肉。

以上的几种毒素最终都会导致中毒者死亡，死亡原因通常是呼吸衰竭或大出血。如果你被它咬了，你将不得不长期应对中毒带来的影响，很有可能出现大出血、肾衰竭或心脏衰竭等症状。一条内陆太攀蛇平均可向受害者注入 40 ~ 50 毫克的毒液。据估计，一次咬伤注入的毒液足以杀死 100 个成年人，所幸迄今没有人证实过这一数据。

被内陆太攀蛇咬伤后的死亡率大于 80%，因为毒性发作是快速和不可逆的，所以只有当救援人员即刻到达现场才有可能成功救治伤员，而这种情况往往是极罕见的。但客观地讲，内陆太攀蛇并不是一种攻击性很强的蛇，除非受到惊扰，否则它不会主动发起攻击。大多数被咬伤的人是由于对蛇处置不当或没有与其保持距离。

巴西天蚕蛾幼虫

Lonomia obliqua (larval form)

毛虫通常不会使人类感到恐惧，因为它们大多数时候不会对人类产生威胁。然而，有一种特殊的毛虫，不仅让人感到害怕，还会对人类健康造成相当大的危害。它就是巴西天蚕蛾幼虫，它的刺上有分泌溶血性毒液的管道。

这种毛虫的外观暗示着它可不好惹——它们全身遍布枝刺，这些刺可以保护它们免受鸟类和其他捕食者的伤害。巴西天蚕蛾幼虫在夜间活动，生活在树上，以树叶为食。棕色的身体和绿色的刺使它能够伪装成树皮或苔藓。人类对森林的过度砍伐使得巴西天蚕蛾幼虫越来越频繁地出现在人类栖息地。

1989 年，巴西南部频频发生巴西天蚕蛾幼虫中毒事件，且致死率极高。这使得学界开始关注这个问题，有学者开始研究巴西天蚕蛾幼虫毒素的构成和作用机制。

巴西天蚕蛾幼虫不是唯一的有毒毛虫。你被其他种类的毛虫刺伤时，常用的药物就足以缓解伤口的刺激和疼痛。但是，如果你被巴西天蚕蛾幼虫刺伤，则急需专门的抗毒血清解毒。巴西天蚕蛾幼虫的毒液包含许多成分，包括几种丝氨酸蛋白酶［Losac（刺客毛虫第十凝

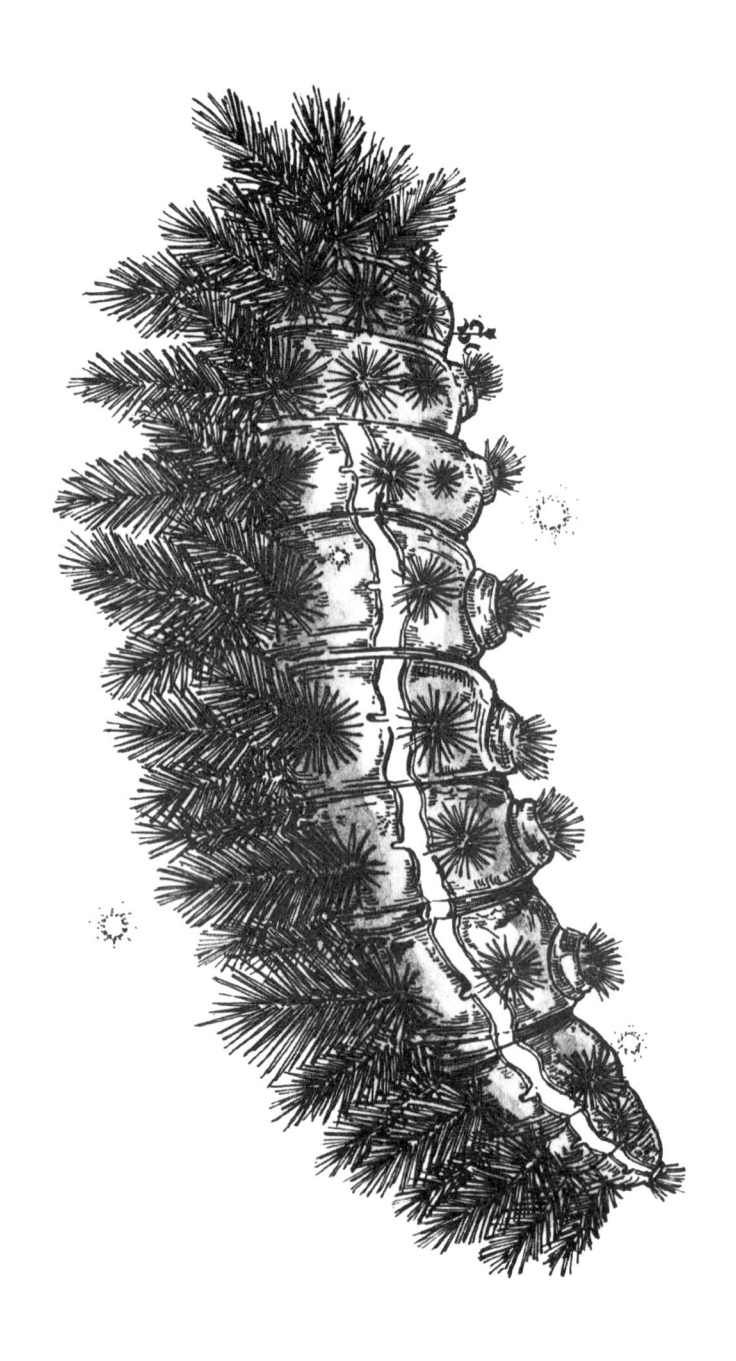

血因子激活剂）、Lopap（刺客毛虫凝血酶原激活蛋白质）]和其他酶。所有混合毒液进入体内时，会导致严重的凝血功能障碍。发生这种情况是因为血液中的纤维蛋白原被破坏，凝血酶原（prothrombin）被激活。在被刺伤后的几小时内，患者会感到伤口灼热和肿胀，可能出现淤青，继而发生内出血、急性肾衰竭、脑出血、昏迷，甚至死亡。巴西天蚕蛾幼虫毒液的半数致死量为0.19克/千克。它引起的中毒非常特殊，被称为天蚕蛾幼虫综合征（lonomism）。这种疾病多见于巴西、阿根廷、委内瑞拉、哥伦比亚等地区，即巴西天蚕蛾幼虫的分布地区。

不过，巴西天蚕蛾幼虫只在幼虫阶段有危险。它破茧成蛾后，就失去了毒性，对人类不再产生威胁。因此，只要你在旅行时不与可疑的毛虫接触，那么安全回家的概率就会大大增加。

巴西流浪蜘蛛

Phoneutria nigriventer

在南美洲旅行时，你不仅有可能遇到最毒的毛虫，还可能遇到打破世界纪录的最毒蜘蛛——巴西流浪蜘蛛。没错，不是黑寡妇（*Latrodectus mactans*），而是巴西流浪蜘蛛，因为它拥有毒性最强的毒液。

在整个游蛛属（*Phoneutria*）中，最危险的品种就是巴西流浪蜘蛛。它栖息在巴西和阿根廷北部的森林中，是一种体形相当大的蜘蛛，体长可达 16 厘米。全身长满深棕色、灰色或黄色的细毛。这些蜘蛛过着独居的生活，并试图摆脱自己的同类：同类相食的情况并不少见。雌蛛在交配后可能会吃掉雄蛛，雄蛛在争夺雌蛛时可能会互相残杀。这种蜘蛛以小昆虫、毛虫、其他蜘蛛、青蛙、蜥蜴为食，有时也会吃水果。

巴西流浪蜘蛛虽然会结网，但不用蛛网狩猎，而是用它来携带卵。巴西流浪蜘蛛不会建造固定的庇护所，而是会不断地移动。它们出现在果树上，隐匿于人们住所附近阴暗潮湿的地方及房屋本身之中。巴西流浪蜘蛛是名副其实的到处游走的"旅行者"，在运抵世界各地的香蕉中常能发现它们。

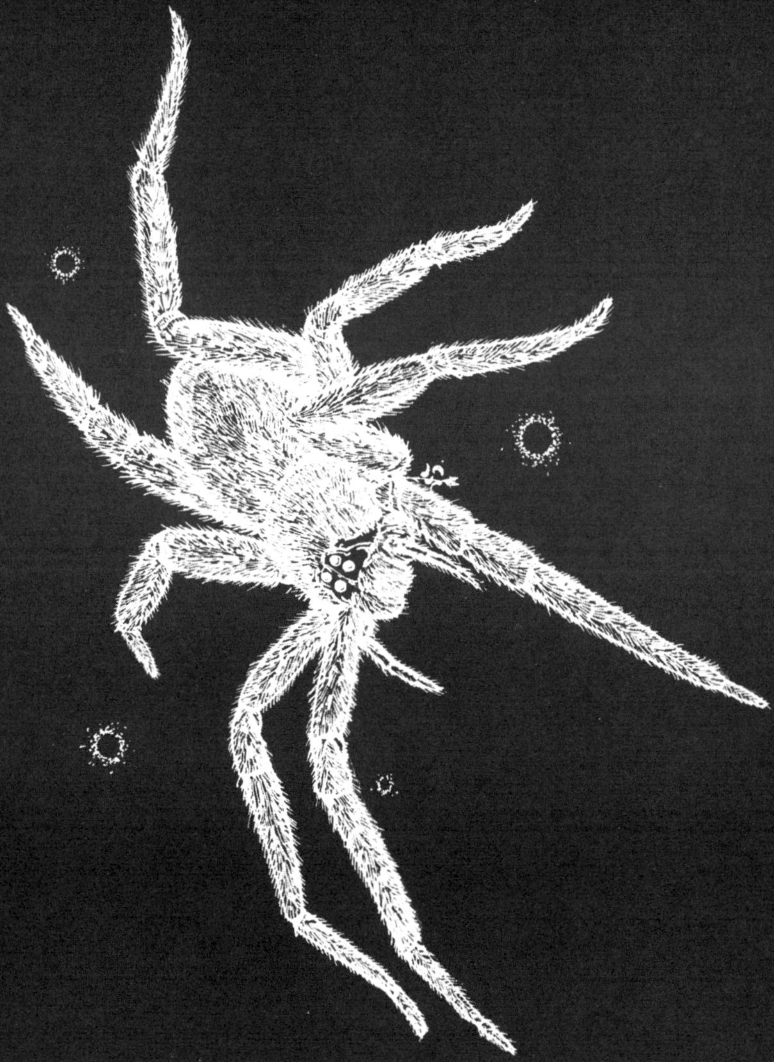

巴西流浪蜘蛛几乎没有天敌，唯一不惧怕它的生物是沙漠蛛蜂（*Hemipepsis ustulata*）——世界上最大的黄蜂之一。雌沙漠蛛蜂用它们的刺来麻痹蜘蛛，并把它带到自己的巢穴中去。但这种蜘蛛并不是雌沙漠蛛蜂的食物，它们会在被毒昏的蜘蛛上面产卵。当蜂卵孵化成幼虫后，幼虫会吃掉蜘蛛。

巴西流浪蜘蛛不会主动发起攻击，但如果受到干扰，它们会积极自卫。巴西流浪蜘蛛通过叮咬猎物，会从伤口注入含有 PhTx1、PhTx2、PhTx3、PhTx4、PhTx5 和 PhTx6 等神经毒素的毒液。这些毒素使巴西流浪蜘蛛可以迅速控制猎物，而毒液中的其他酶则从内部破坏猎物的机体。被咬后，中毒者会变得紧张、出汗、恶心和流泪，出现过度流涎、高血压、心动过速、震颤和抽搐的中毒症状。如果中毒者接触的毒液量比较大，可能会因呼吸衰竭而死亡，但这种情况较少发生。

除了强烈的神经毒性作用外，巴西流浪蜘蛛毒液中的部分毒素还会导致阴茎勃起症，即与性唤起无关的长时间、痛苦的异常勃起。这是由毒液中的多肽 PnTx2-6 引起的，该成分可作为治疗勃起功能障碍的药物，具有很大的医学价值（且它的安全系数远高于西班牙绿芫菁）。

以色列金蝎

Leiurus quinquestriatus

以色列金蝎的英文名是"deathstalker",意思是"死亡猎手"。虽然它个头不大,但毒性极强,栖息于北非至中东的沙漠地带,又被称为"巴勒斯坦毒蝎",属于全球最毒生物之一。

这种蝎子看起来并不像我们想象的那样可怕,它的体长不超过7厘米。它是夜行性动物,以捕食蟑螂、蝗虫和蜘蛛为生。以色列金蝎的蝎钳不像它的同类那样有力,它们的蝎钳主要用来捕获猎物,而非伤害猎物。它们的视力很差,还需要借助蝎钳来探测地面情况。以色列金蝎的主要捕猎工具是一根锋利的毒刺,内含的毒液是一种神经毒素混合物。

以色列金蝎的毒液中含有改变细胞膜离子通道通透性的物质。

• 钙依赖性钾通道阻断肽:卡律布德蝎毒素(charybdotoxin)、伊比利亚蝎毒素(iberiotoxin)、诺克休斯毒素(noxiustoxin)、斯奇拉蝎毒素(scyllatoxin)等,这种阻断会导致神经系统的兴奋性增加;

• 氯离子通道阻断肽:氯毒素,会导致肌肉麻痹。

被以色列金蝎蜇咬后是非常痛苦的,5~30分钟后中毒者会出现中毒症状。毒液可引发心力衰竭、水肿、过敏性休克、抽搐、刺伤

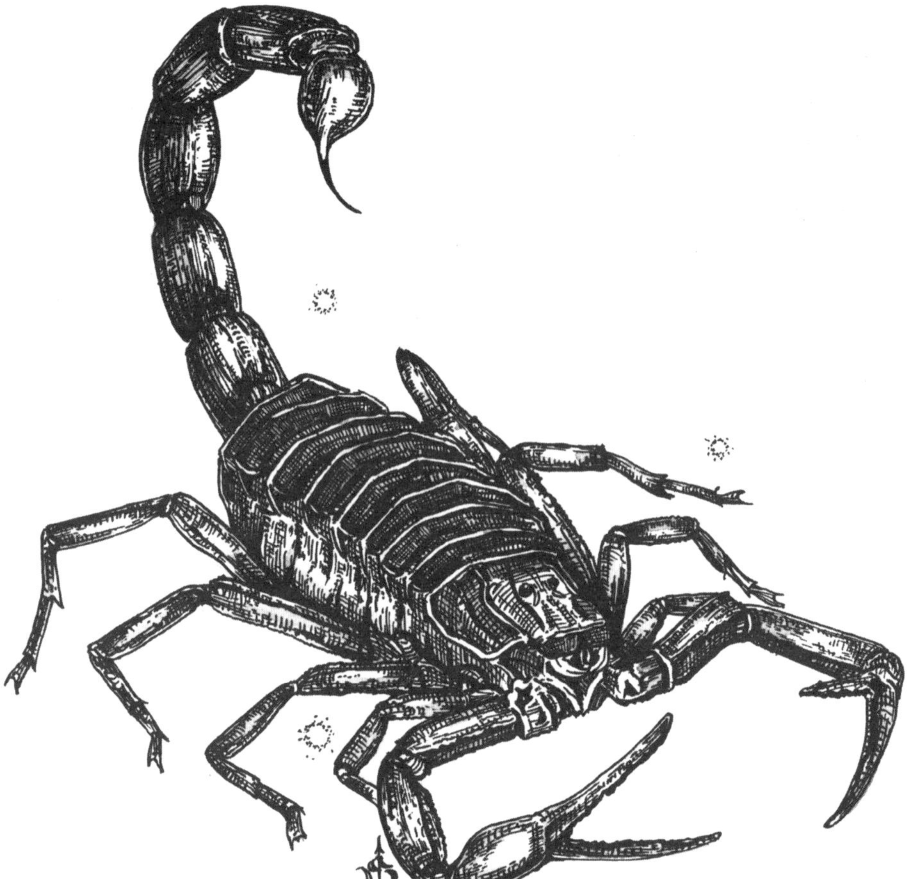

部位的组织坏死、出血甚至昏迷。据估计，若向成年人注射17毫克的以色列金蝎毒液，约有50%的致死率。以色列金蝎的毒液对于成年人的杀伤力较小，最常见的中毒致死情况出现在儿童或健康状况不佳的人身上。以色列金蝎的蝎毒有一种特定的解毒剂，但这种解毒剂只有在它生活的地区才能找到。

  以色列金蝎的毒液是世界上最昂贵的液体：1升大约价值1000万美元。人们把金蝎饲养在专门的农场里，将毒液以人工的方式挤出。这是为什么呢？因为以色列金蝎的毒液提取物可以充当抗癌药物。科学家们发现，毒液中的氯毒素可能具备医用功效。这种肽毒素能有效地与脑癌细胞结合，且不会攻击大脑中的其他健康细胞。在未来，这一发现不仅有可能用于诊断癌症，还能起到治疗癌症的作用。

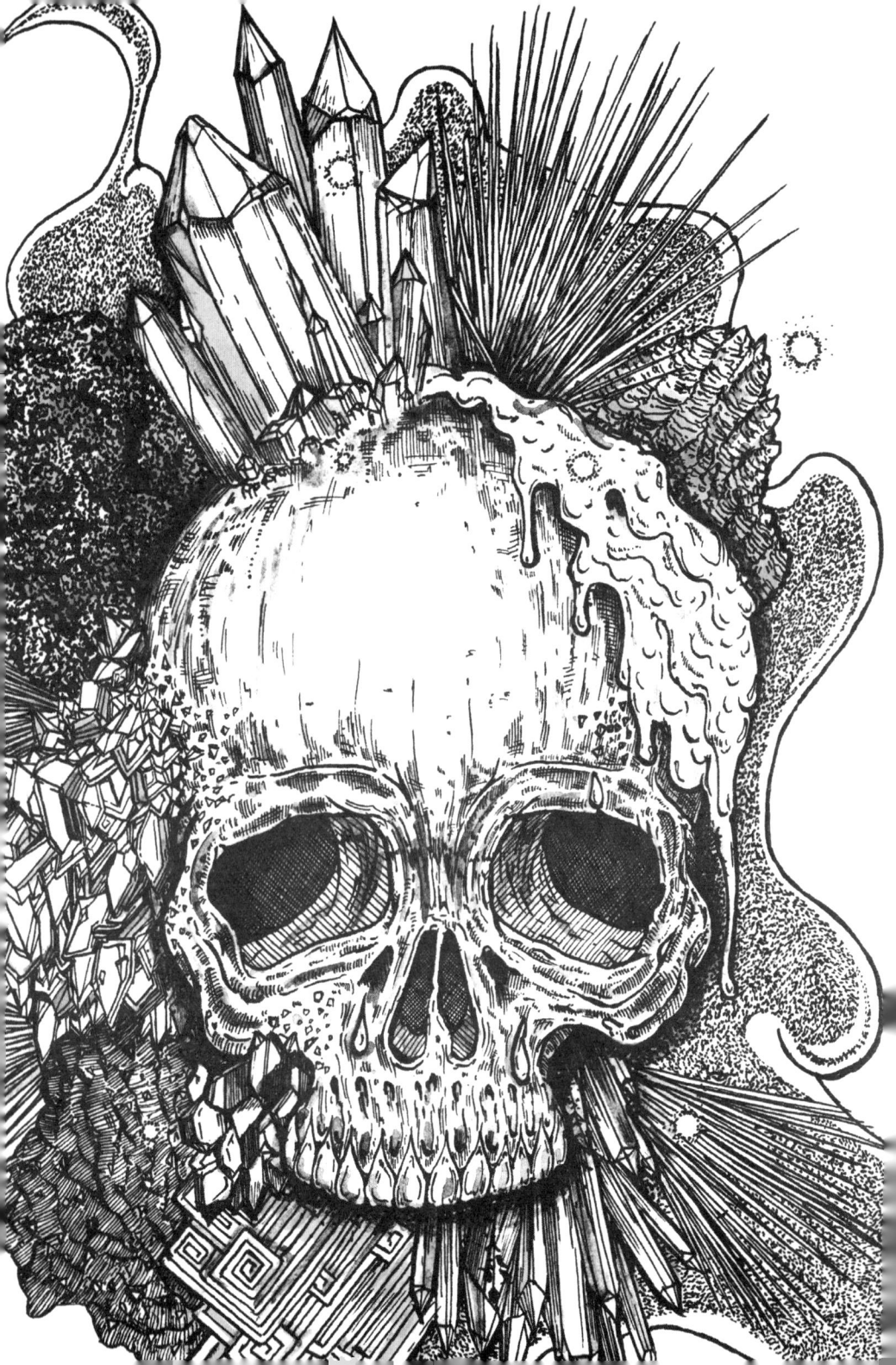

无机与有机有毒物质

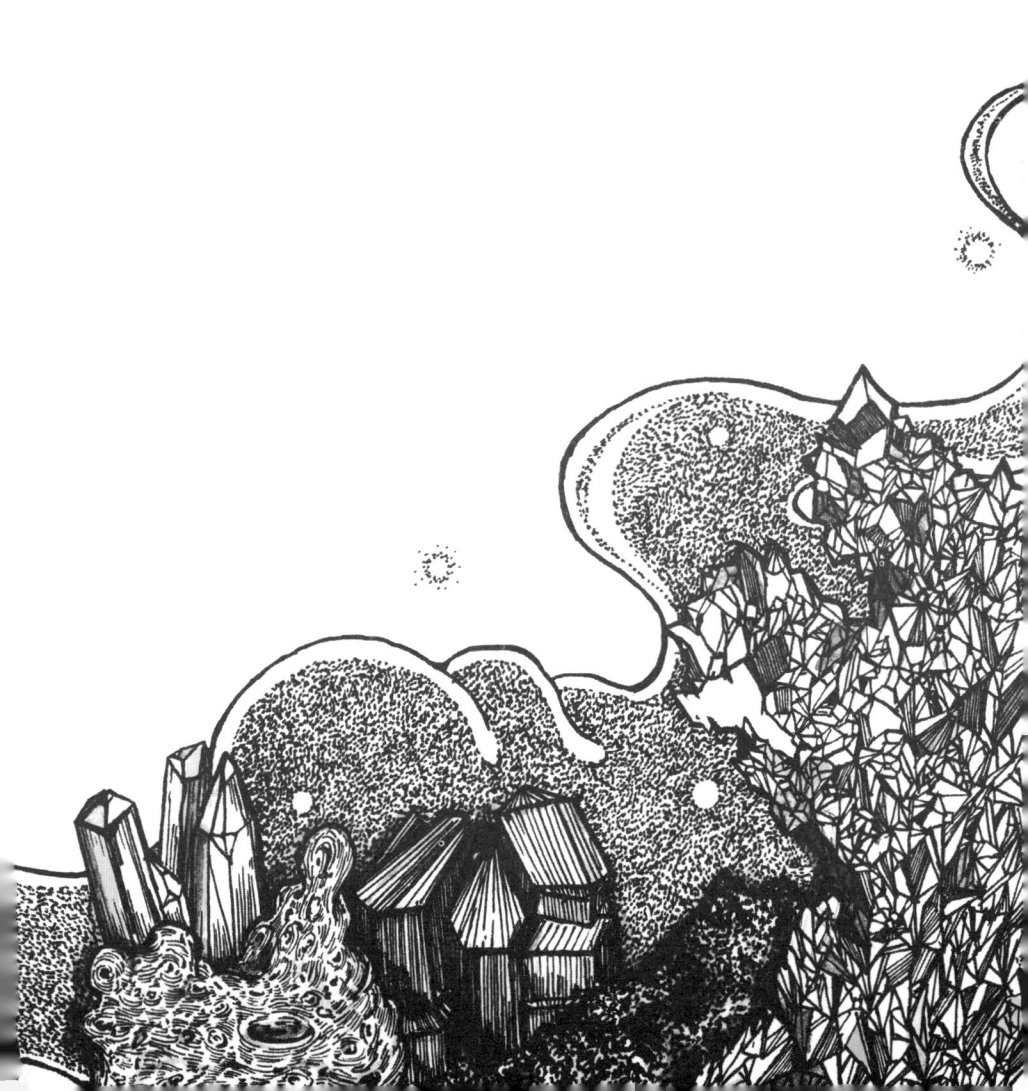

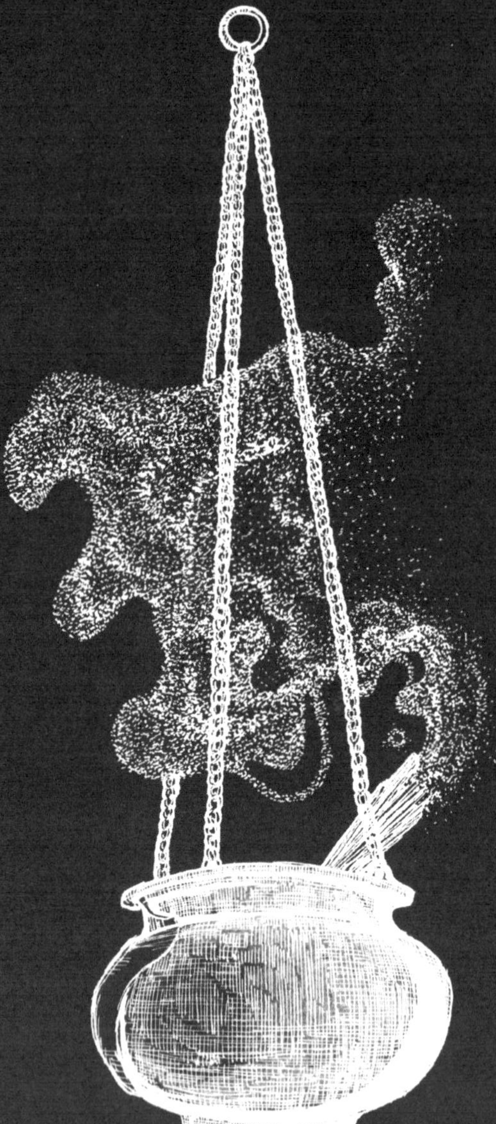

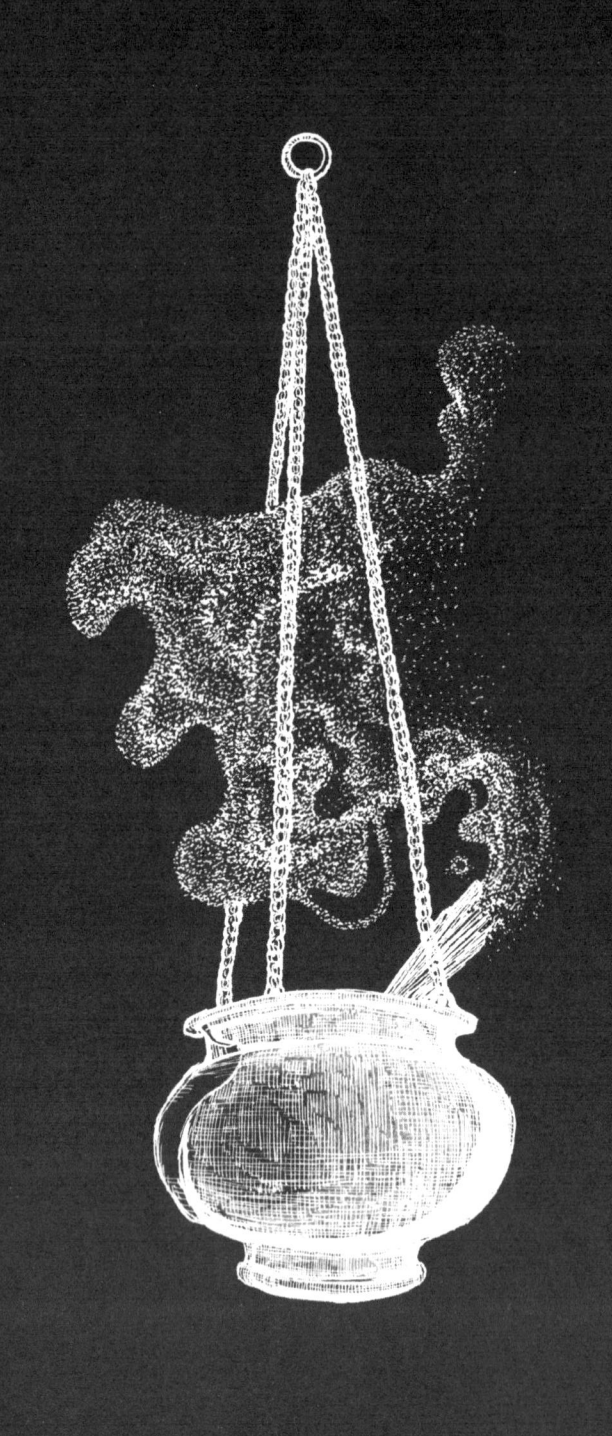

在前文中，我们已经谈论过有毒植物、有毒真菌和微生物毒素，以及动物产生的有毒物质。本书中描述的每一种生物，经过数百万年的进化，都能够产生或积累毒素。有些生物用毒素保护自己不被吃掉，有些生物则用毒素攻击其他生物。但是本章出现的毒物产生的毒性不属于以上任何一种原因，只是因为它们就是无机有毒物质。

"毒素"一词不适用于此类物质，因为毒素是生物体所产生的毒物，而无机毒物包括完全不同的分子：从单原子的汞（mercury）到高活性的苯并芘（benzopyrene，英文缩写为BaP）。所有的无机毒物都有不同的作用机制和效果。

无机毒物不仅包括人造有毒物质，还有存在于自然界的矿物质、气体、无机化合物和有机化合物。人类在直接使用它们或试图获取新物质时与它们相遇。例如，自古罗马以来，人们就了解了铅及它的毒性，但这并没有妨碍他们用铅制作送水管道。而一些人造有毒分子，如2,3,7,8-四氯二苯并-对-二噁英（TCDD）[1]的诞生，则是出于农业需要。

目前，化学知识，如关于物质对身体的毒性作用，正在不断地发展与丰富。坦白地讲，没有任何一种物质是绝对安全的：根据摄入剂量的不同，任何物质都有致死风险，甚至包括水。

为了评估其中哪些物质更值得人类警惕，而哪些次之，这些化学品被划分为不同的危险等级。划分标准依据的是不同化合物的半数致

---

[1] 除草剂中一种剧毒的杂质。——译者注

死剂量。

这些化学品被划分为四类化合物：

Ⅰ级：半数致死浓度（LC_{50}）小于 0.5 克 / 立方米。

Ⅱ级：0.5～5 克 / 立方米。

Ⅲ级：5～50 克 / 立方米。

Ⅳ级：超过 50 克 / 立方米。

此外，按毒物对机体的**作用性质**还可将它们分为：刺激性毒剂、一般毒性毒剂、神经性毒剂、细胞毒性毒剂、窒息性毒剂。

在这一章中，我们将看到Ⅰ级、Ⅱ级、Ⅲ级危险物质中的几种非常危险或生活中十分常见的物质。但本书所罗列的只是少数毒物，还有许多物质可能致死或致残，它们应该有属于自己的专著。

长期以来，人们一直在对物质的毒性和易燃性加以利用。早在几个世纪前，箭毒、窒息性毒剂、炸弹和生石灰就已被投入战争使用。

随着化学科学的发展，越来越多的人萌生了将有毒物质用于军事目的的念头。19 世纪末，关于化学战剂的构想在科学界出现了。第一次世界大战是化学武器臭名昭著的时刻。那时，人们第一次开始大规模地使用有毒物质来互相攻击。

化学战剂（chemical warfare agent, CWA）指用于战争目的、能毒害或杀伤敌方的各种化学物质。许多物质被用作化学战剂，不同毒剂对机体产生的毒理作用不同，可依次将它们划分为七类：

• 神经性毒剂（最危险和最致命的）；

• 一般性毒剂；

• 窒息性毒剂；

• 糜烂性毒剂：对皮肤和黏膜造成伤害；

- 刺激性毒剂；
- 全身中毒性毒剂；
- 失能性毒剂。

化学战剂从简单的气体——如氯气，逐渐转向更复杂的物质——如芥子气。今天，人们已经研制出了"诺维乔克"（Novichok）等以超细粉末形态产生毒理作用的神经毒剂。

事实表明，化学战剂并不像其开发者想象的那样有效。它们的使用在很大程度上取决于天气条件（如风向）、时间和许多其他因素。为了在不伤害自己的情况下对对方使用化学战剂，有时需要等待几个星期。即使如此，也无法保证不会误伤己方士兵。化学战剂需要在特殊条件下储存，以避免泄漏。

在历史上，化学武器曾几度被禁止使用，如1907年签署的《海牙公约》（Hague Conventions），1925年签署的《日内瓦议定书》（Geneva Protocol）。人类所做的最后一次尝试是在1993年：《禁止化学武器公约》（Chemical Weapons Convention, CWC）在当年1月13日开放供签署，至2024年1月，共有193个缔约国。根据其条款，缔约国禁止开发、生产、获取和使用化学武器。该公约的大多数缔约国已经销毁了他们的化学武器库存。今天，使用化学武器已被禁止，但零星的恐怖袭击事件及其在战争中的使用表明，在世界范围内仍存在大量的化学战剂。想来令人喟叹，它们的存在迄今仍是一种威胁。

汞

Mercury

还记得《爱丽丝梦游仙境》(*Alice in Wonderland*)中的疯帽子吗？这个脸色苍白、过度兴奋的人物形象并不是凭空出现的。它的原型来自当时真实存在的制帽匠形象，他们普遍患有慢性汞中毒，即水银中毒。

汞为人类所知已有几个世纪，其拉丁文名称来源于罗马神话中的神使墨丘利（Mercury）。它是常温下唯一呈液态的金属。

汞实际上以下列几种形式存在：

• 元素汞[金属汞（Hg），温度计中的水银即以元素汞形式存在]；

• 无机汞[汞的无机盐类化合物，如最早被用于治疗梅毒的药物之一——氯化汞（$HgCl_2$）]；

• 有机汞[有机自由基和活性汞（RHg）结合生成的化合物，如甲基汞（CH_3Hg）]。

汞中毒的危险程度取决于以下几个因素：摄入化合物的类型、剂量、持续时间和接触途径。小剂量汞蒸气引发的慢性中毒和摄入几克甲基汞将导致不同的后果。汞的毒性对胎儿及长时间在汞环境中工作的人伤害较大。金属汞属于Ⅰ级（极度危害）物质。

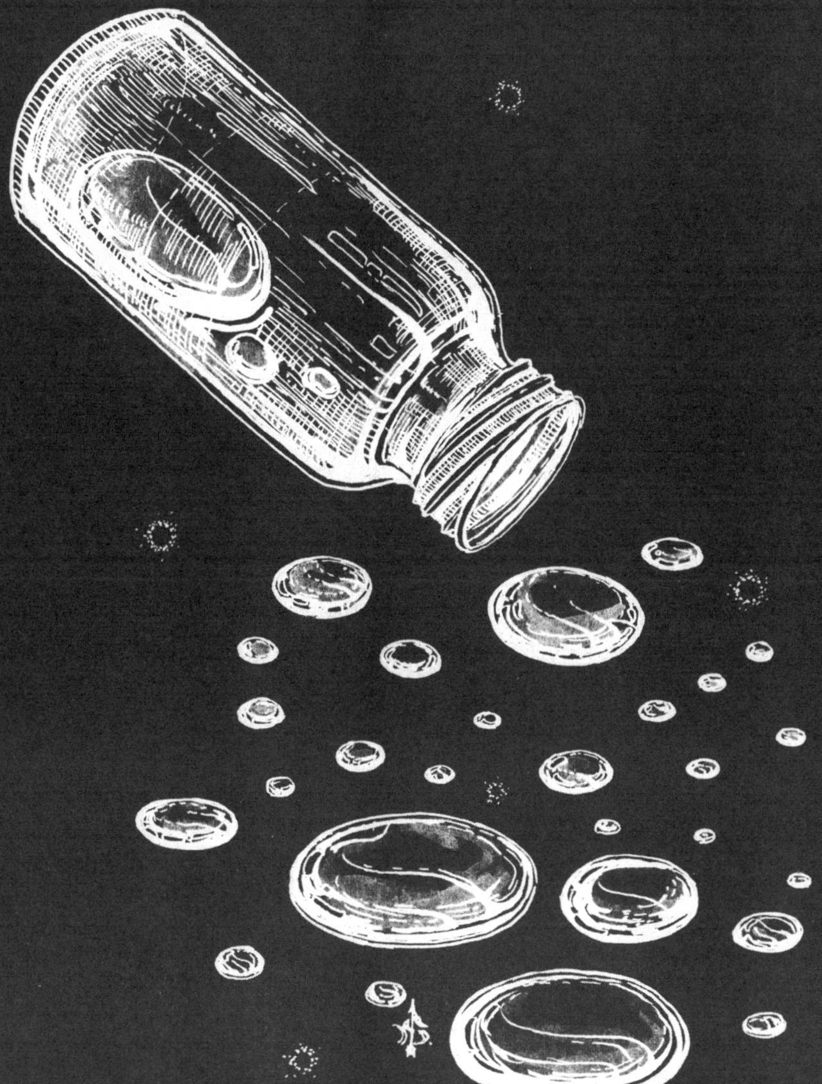

汞广泛地分布在我们每天生活所需的产品中，无论是电镀元件、体温计、节能灯，还是牙医所使用的补牙材料银汞合金中，都有它的身影。

汞是一种巯基毒物，它会抑制硫醇基团（-SH）活性，从而影响人体内蛋白质酶的正常运作，继而影响人体蛋白质、脂质和碳水化合物的代谢。汞对神经细胞、肝、肾和肠的损害最大。汞会在人体内蓄积，因此其影响可能是长期的，且不会立即显现。

汞中毒分为急性汞中毒和慢性汞中毒两大类。

急性汞中毒患者在中毒几小时后就会感到不适：身体虚弱、头痛、口中有金属味、吞咽困难、牙龈肿胀出血、腹痛、腹泻，还可能出现肺部发炎、高烧达40℃等症状，极严重的病例可能在几天内死亡。

慢性汞中毒则是在长期经常接触汞蒸气后发生的，可持续数月甚至数年。随着时间的推移，患者会更容易感到疲倦，头痛和头晕变得更加频繁；皮肤变得不那么敏感，出现汞毒性震颤；出汗增多，血压下降，味觉减退。慢性汞中毒也被称为"疯帽病"。过去，人们使用汞化合物来处理制作帽子的毛毡，所以从事这一职业的人经常需要与这种有毒化合物接触。

金属汞主要会危害神经系统，此外，它对肝脏和肾脏也会造成损害。金属汞是累积性毒物的典型代表，也就是说，这种毒物会在体内累积。如果一个人一次性吸入2.5克汞蒸气可能会死亡。然而，一个普通的医用温度计中就含有剂量相当的汞，我们每个人家里可能都有。虽然听起来很吓人，但温度计中的水银不会立即蒸发，因为它的表面会发生氧化，可以阻止水银的快速蒸发。但这并不意味着你可以把摔坏的温度计随意丢在一旁，一定要小心收集所有的水银并进行处理[1]。

目前已有数例汞化合物大规模中毒的案例，其中危险系数最高的是甲基汞。1956 年，由于日本熊本县水俣市附近排放的废水转化形成了甲基汞，当地出现了一种因甲基汞中毒而导致的怪病，水俣病也由此得名。1971 年，伊拉克有 500 多人因食用或接触了甲基汞处理过的谷物而中毒身亡。

我们需要对甲基汞有一定的了解，它有可能伴随着海产品和工业排放物进入人体。甲基汞积聚在脂肪组织中，能穿透阻挡有害物质经血液循环进入大脑的血脑屏障，继而进入大脑。这就是为什么甲基汞中毒的剂量较低，但比金属汞中毒更危险、更常见的原因。

二甲基汞[$(CH_3)_2Hg$]对所有生物来说更加可怕。它能穿过衣服、手套和皮肤，瞬间被人体吸收，仅 0.05 ~ 0.2 毫升的剂量就会致命。二甲基汞会穿过血脑屏障，影响大脑。而且这种物质会在体内蓄积，导致患者在几周甚至几个月后出现中毒症状。美国化学家凯伦·韦特哈恩（Karen Wetterhahn）在一次实验中，不慎将几滴二甲基汞弄到了手上，在几个月后因中毒而亡。她作为一名经验丰富的技术人员，尽管在实验过程中佩戴了手套，也对这种危险的化合物有充分的了解，但最终也没能挽救自己的生命。

---

1 如果我们在家中弄坏了水银温度计，必须将室内的水银清理干净。首先，开窗通风。其次，戴好口罩和手套收集水银珠，地板缝隙中的水银珠可以用吸管或胶带清理。将水银珠放入密封袋或密封容器中。还可以用高锰酸钾溶液或清水冲洗水银散落的地方。最后，不要将水银与损坏的温度计随意丢弃，请将它密封，并联系相关部门回收处理。——作者注

一氧化碳

Carbon monoxide

人们将一氧化碳称为无声杀手,因为它无色无味,极难察觉,且可以在许多常见的情景中释放出来,比如点燃火炉时。法国作家爱弥尔·左拉(Emile Zola)就因此不幸中毒身亡。

一氧化碳,化学式为 CO。与二氧化碳(CO_2)一样,它也是由有机物燃烧产生的,但两者有显著区别。二氧化碳是完全燃烧的产物,而一氧化碳是因燃烧过程中氧气不充足而生成的。

一氧化碳中毒如今已并不罕见。从前,人们主要利用木材或煤炭生火取暖,经常有人因此而中毒。在俄罗斯,烧热澡堂的方式比较特别。如果澡堂有烟囱,所有的烟都能从烟囱排出,这样的澡堂被称为"白澡堂";而没有烟囱的澡堂,烧火产生的烟灰只能通过门排出去,烟尘沉积在墙壁上,四壁都被熏成了黑色,这种澡堂被称为"黑澡堂"。在黑澡堂中熏蒸时,必须耐心等待烟雾散去,因为烟雾中含有一氧化碳。如果在烟雾未散尽时进去,洗浴者就会不慎吸入这种气体。因此,俄文"发昏"一词字面意义即为一氧化碳中毒。如今,一氧化碳中毒的主要原因是火灾、工业事故及汽车尾气。

那么,一氧化碳有哪些危害呢?一氧化碳易与血液中的血红蛋

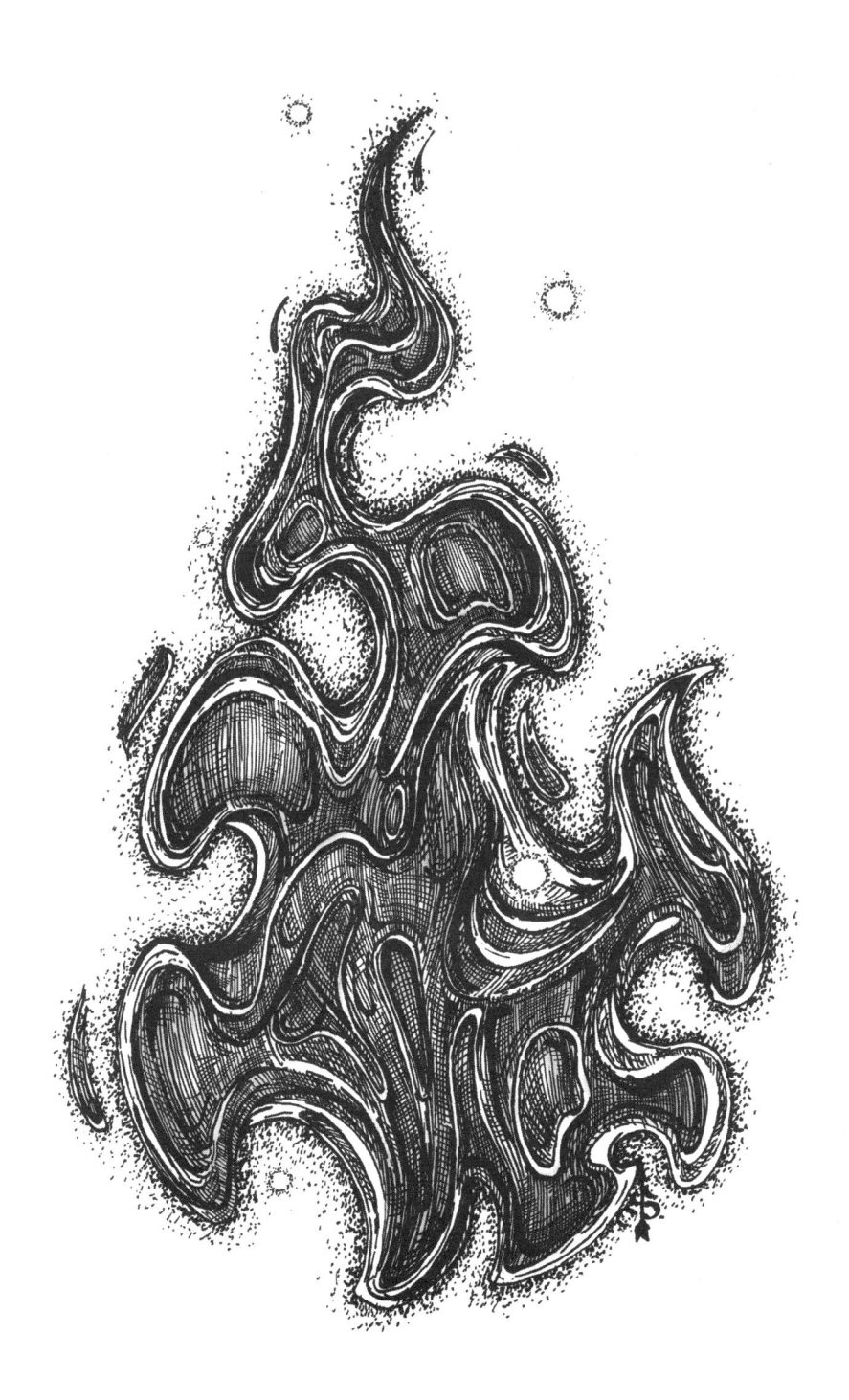

白（hemoglobin，Hb）结合，血红蛋白与一氧化碳的亲和力是氧气与它的 200 倍。一旦一氧化碳与血红蛋白结合，就会形成碳氧血红蛋白（carboxyhemoglobin，HbCO），取代正常情况下氧气与血红蛋白结合成的氧合血红蛋白（oxyhemoglobin，HbO_2），使血红蛋白失去输送氧的功能，细胞和组织就会缺氧。长期处于缺氧的环境中，人体的中枢神经系统、心血管、肝脏、肾脏等都将受到影响，并发生不可逆的变化。

血液中的碳氧血红蛋白含量超过 50% ~ 60% 就有致死风险。对于老年人来说，这一数值还需降低一些，约为 25%。

让我们想象一下以下的场景：一个人待在一间一氧化碳浓度逐渐升高的房间，当空气中的一氧化碳浓度为 0.08% 时，这个人会感到头痛、头晕和窒息；当浓度增加到 0.3% 时，他会出现耳鸣、幻觉，在此环境中，可能会失去知觉，无法自救；如果一氧化碳浓度增加到 1% 或以上，那么人在呼吸几次后就会失去知觉，并可能在两三分钟内死亡。在这位死者的血液中，碳氧血红蛋白的浓度可达到 70% ~ 80%。

在采用中央供暖系统后，一氧化碳中毒人数有所减少。尽管如此，美国每年仍有数百人死于一氧化碳中毒。在俄罗斯，几乎一半的家庭中毒事件都是一氧化碳中毒。一氧化碳仍然是一个无声的杀手。

砷

Arsenic

你觉得对于一家初创公司来说,推出"用砷制成的威化饼"的想法如何?吃过这种威化饼之后,人的皮肤会变得雪白通透,没有痤疮或雀斑,给人一种神秘感。听起来不怎么样,是吗?但在20世纪初,罗丝博士(Dr. Rose)的含砷威化饼[1]非常受欢迎。

人们早已知道砷具有毒性,但这并不妨碍它被用于医疗目的或毒杀啮齿动物。砷的俄文含义就是"毒鼠药"。

砷及其大多数化合物不仅有毒,还有致癌风险(即诱发恶性肿瘤的生长)。无机砷化合物比金属砷或有机砷化合物更加危险。

砷污染可能存在于水体和空气中,污染的主要来源是冶金、杀虫剂、砷矿以及含砷金属矿产的开采。据世界卫生组织统计,全球约50个国家的1.4亿人口面临饮用水砷超标的问题(砷允许的安全浓度为10微克/升)。砷主要以三氧化二砷(As_2O_3,俗称砒霜)的形式进入人体,三氧化二砷的半数致死剂量为19毫克/千克。

急性砷中毒几小时后,患者会出现如下症状:口内有金属味、吞

---

[1] 美国西尔斯公司(Sears)在1902年推出的可食用威化饼,该产品承诺可美白皮肤,消除粉刺、雀斑等瑕疵,每盒售价35美分。——译者注

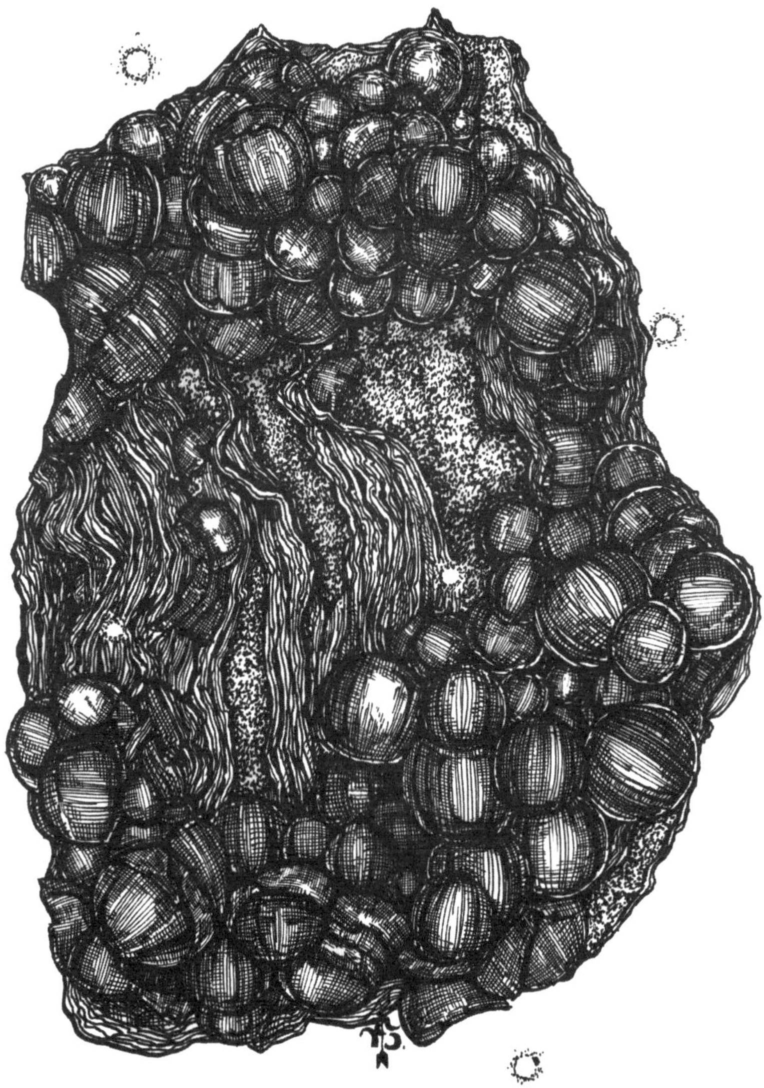

咽困难、恶心、呕吐、腹痛、抽搐甚至昏迷等。如果患者存活下来，不适症状也很难就此消失：几周后，神经系统可能受到影响，神经功能紊乱。

如果长期低剂量摄入砷化合物，还有罹患癌症的风险，或出现贫血和肝脏问题。

一旦砷进入人体，其生物转化会遵循以下两种机制：

• 还原反应和氧化反应；

• 砷与有机基团的加成反应（砷的甲基化反应）。

一般来说，它在分子水平上干扰细胞的代谢过程：引起DNA氧化损伤，改变基因表达，破坏细胞分裂过程中的调节机制，导致组织过度生长，对细胞凋亡（受损细胞的自我毁灭机制）产生抗性。长期接触砷化合物的人罹患肺癌、皮肤癌和膀胱癌的风险可能会增加。不过，低剂量砷剂及其化合物可用于治疗白血病。

铅
Lead

铅中毒是最常见的金属中毒。我们现在已经知道铅化合物的剧烈毒性，但在古罗马时期，醋酸铅被广泛用作一种人工甜味剂，它被称为"铅糖"。尽管当时古罗马人已经意识到这种"糖"有毒，但仍喜欢将它像蜂蜜一样加到葡萄酒中饮用。

人类对铅的了解由来已久。最早的冶金工艺之一就是铅冶炼技术。当时，几乎所有东西都是用铅制成的——管道、珠宝、器皿、家居用品。人们还不忘在食物中加入铅糖。而这些仅仅是铅成为人们日常生活一部分的开始。

几个世纪以来，人类对铅的广泛运用造成了环境污染。四乙基铅[$(C_2H_5)_4Pb$]是主要的污染源——自20世纪20年代以来，它一度被作为汽油添加剂广泛使用。后来，人们才发现它是毒性和致癌性最强的铅化合物之一。

一次性吸入浓度为270~800毫克/立方米的铅蒸气可致人闪电式死亡，这些疯狂的数字来自各种中毒事故的记录。如果不慎吸入，半数致死量为150~450毫克/千克（以纯铅计）。

研究证明，儿童与孕妇对铅更为敏感，即使空气中的铅浓度较低

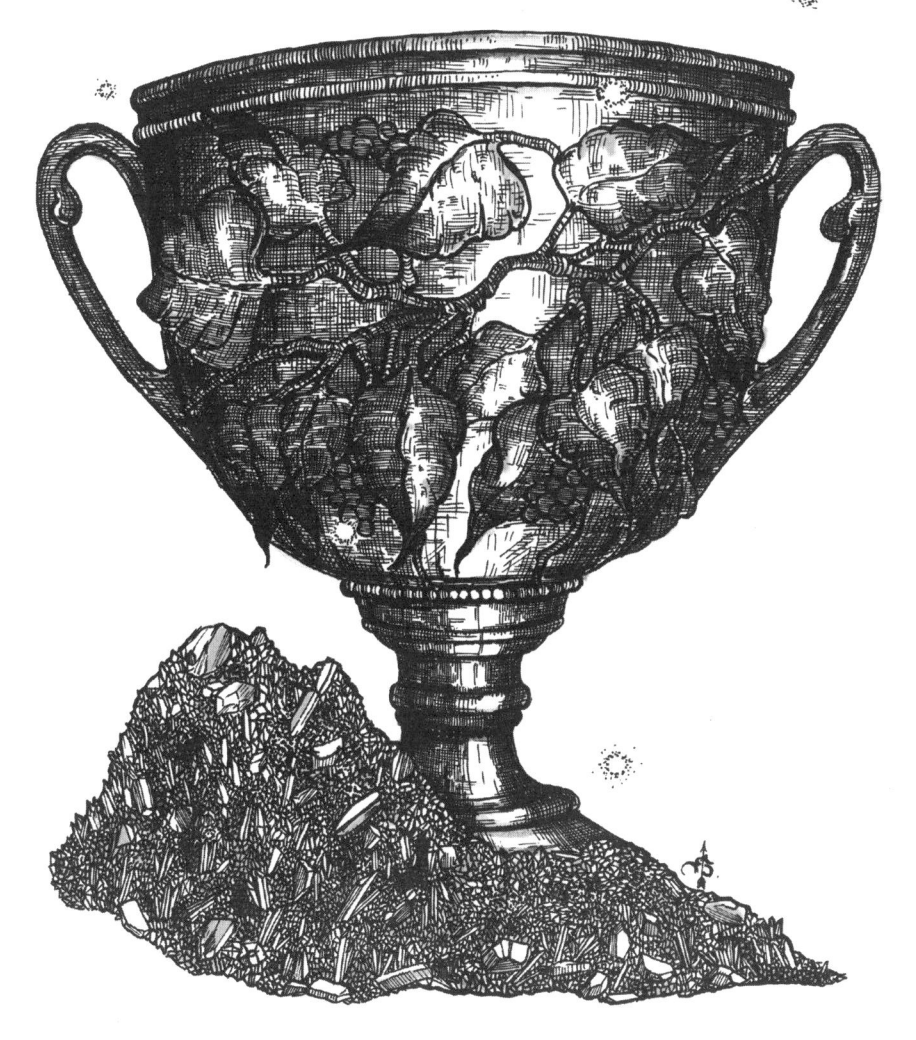

（0.07～11毫克/立方米），他们一旦暴露在这种环境中，也会中毒。

低浓度暴露引起的铅中毒症状不会马上显现，急性铅中毒往往比较容易分辨——患者在中毒后几乎会立即出现身体乏力的症状，临床表现与砷中毒相似。如果是慢性铅中毒，患者除乏力、口内有金属味和贫血外，牙齿上还可能出现灰紫色或蓝色的斑块。铅中毒会影响儿童的大脑发育，造成不可逆的神经行为异常。

铅中毒的作用机制与砷相似：一旦进入人体，就会破坏细胞分裂，抑制细胞的呼吸功能，并破坏蛋白质合成途径，导致人体的矿物质代谢过程出现异常。铅还是一种危险的累积性毒物，经由人体吸收的铅，约有90%沉积在骨骼中，其余的存在于肝、脾、脑和其他器官中。软组织中铅的半衰期约为25～40天，在骨骼中的半衰期约为10年。因此，人体若摄入一定剂量的铅，可能会长期受到其影响。

研究显示，伟大的德国作曲家路德维希·凡·贝多芬（Ludwig van Beethoven）可能在无意中死于铅中毒，他的主治医生曾用含铅药膏给他治疗。含铅颜料也给艺术家们带来了风险，人们在对意大利画家卡拉瓦乔（Caravaggio）的遗体进行检查时，发现了蓄积在他骨骼中的铅。当铅作为焊料被用于密封锡罐时，同样引起了大规模中毒：1872—1873年冬天，有17名挪威人因食用的罐头食品中所含的铅而中毒身亡，死在了斯瓦尔巴群岛（Svalbard Archipelago）一座孤零零的房子里，这一事件被称为"瑞典屋悲剧"[1]。铅中毒也是失踪的富兰克林探险队成员的死亡原因之一，该探险队曾前往北极，但再也没有回来。

1　"瑞典屋"是特斯瓦尔巴群岛最古老的建筑之一，系瑞典一家矿业公司为在此处开发矿藏、抵御严寒而建造，后被17名来自挪威的海豹猎人用作临时避难所，17人均在此处不幸逝世。——译者注

白磷
White phosphorus

磷的俄文词来源于古希腊语，意为"发光的"，这种元素也确实像光一样，让我们的生活变得更加明亮了。我们都知道，磷参与了我们体内许多重要的生理过程，我们也学习过关于磷肥的知识。

磷是亨尼格·布兰德（Henning Brand）于 1669 年发现的，甚至有一幅名为《寻找哲人石的炼金术士发现了磷》（*The Alchemist Discovering Phosphorus*）[1] 的画作描述了这段历史。布兰德和其他炼金术士一样，希望发现一种哲人石，能将所有金属变成黄金，并治愈一切疾病。当然，磷并不能把铁变成贵金属，但它却给科学界带来了革命性的改变——它被用于制造炸弹等爆破器材。

磷有白磷、红磷、紫磷、黑磷四种同素异构体。这几种物质中的磷原子在空间中的分布和原子间的结合情况各不相同。你可能对红磷有所了解——火柴及火柴盒侧面都涂有红磷。白磷也曾作为制造火柴的原料，磷火柴发明于 1831 年，是用白磷、氯酸钾和硫黄制成的，但这些火柴并不安全：如果不慎把它们擦在口袋上或踩到，它们就会

---

[1] 约瑟夫·赖特（Joseph Wright）绘于 1771 年，收藏于英国德比博物馆与艺术画廊。

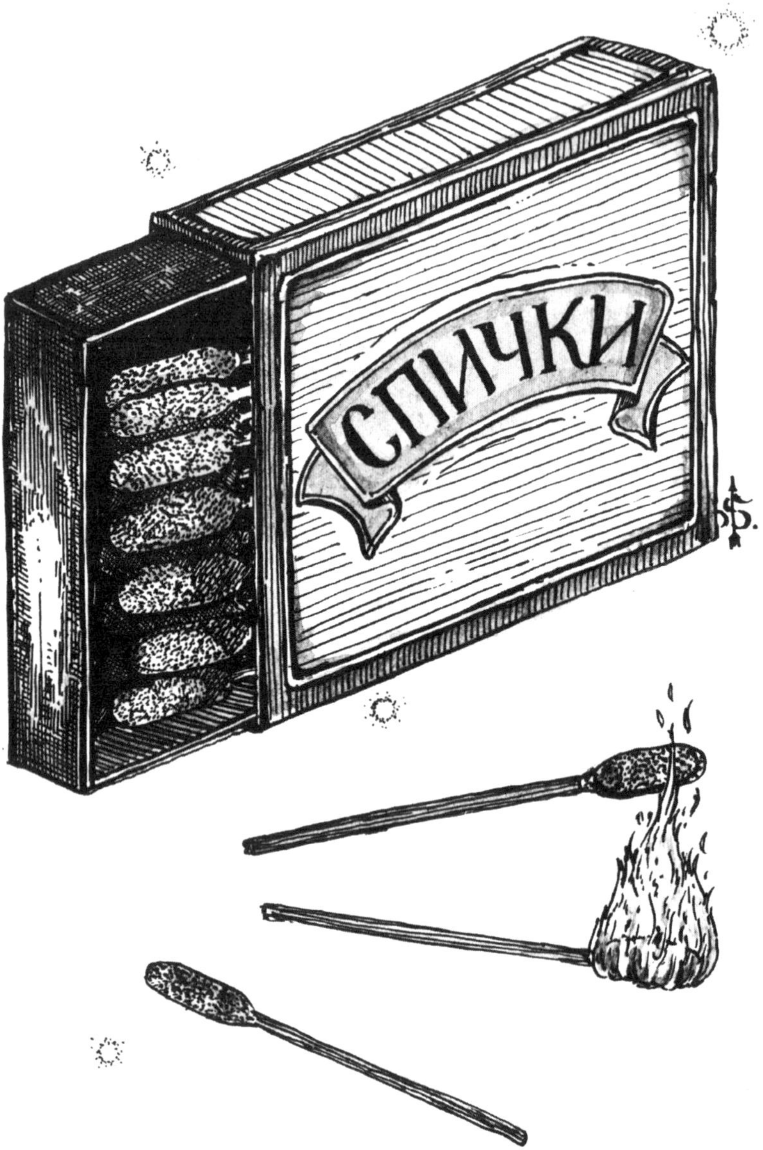
СПИЧКИ

立即燃烧起来。

下面我们来谈谈白磷的毒性：白磷会诱发一种叫作"磷毒性颌骨坏死"的疾病，破坏下颌骨。这种病成为当时火柴厂工人的一种职业病。白磷与皮肤产生接触时还会引发烧伤。磷会溶解在脂肪中，因此会在人体内积聚，并长期产生毒性作用。

自 20 世纪初以来，白磷火柴的生产一直被禁止。白磷中毒事件极为罕见。磷的其他变体没有毒性，但磷化合物却因自身的毒性而名声大振，许多化学战剂都是在它们的基础上研制出来的（下文将详细介绍）。

磷化氢

phosphine

有一种神秘现象叫"鬼火",存在于世界各地的神话传说中。据说,在墓地或沼泽中可以看到这种闪烁的火光——它们被称为死者的蜡烛。关于"鬼火"的解释也不尽相同:有的人说它是死者的灵魂,有的人则认为它是藏宝之地的标志。

但现代科学给出的解释要平实得多:

- 有机物(包括尸体)的分解会产生大量磷化氢(PH_3)、联膦(P_2H_4)和甲烷(CH_4)。这些物质与空气和水分发生反应时,能够自燃并产生发光球体;
- 磷化氢本身的化学发光[1];
- 微生物、昆虫或真菌的生物发光[2]。

现在,我们来谈谈磷化氢:磷化氢是一种有毒重气体,纯净的磷化氢气体是没有气味的,但工业磷化氢(含有杂质)散发着强烈的腐鱼或大蒜味。磷化氢由白磷制成,可用作熏蒸剂(这些气体可有效消

---

[1] 化学发光是指物质在化学作用中或化学反应过程中产生的发光现象。——作者注
[2] 生物发光是指生物体发光的能力。——作者注

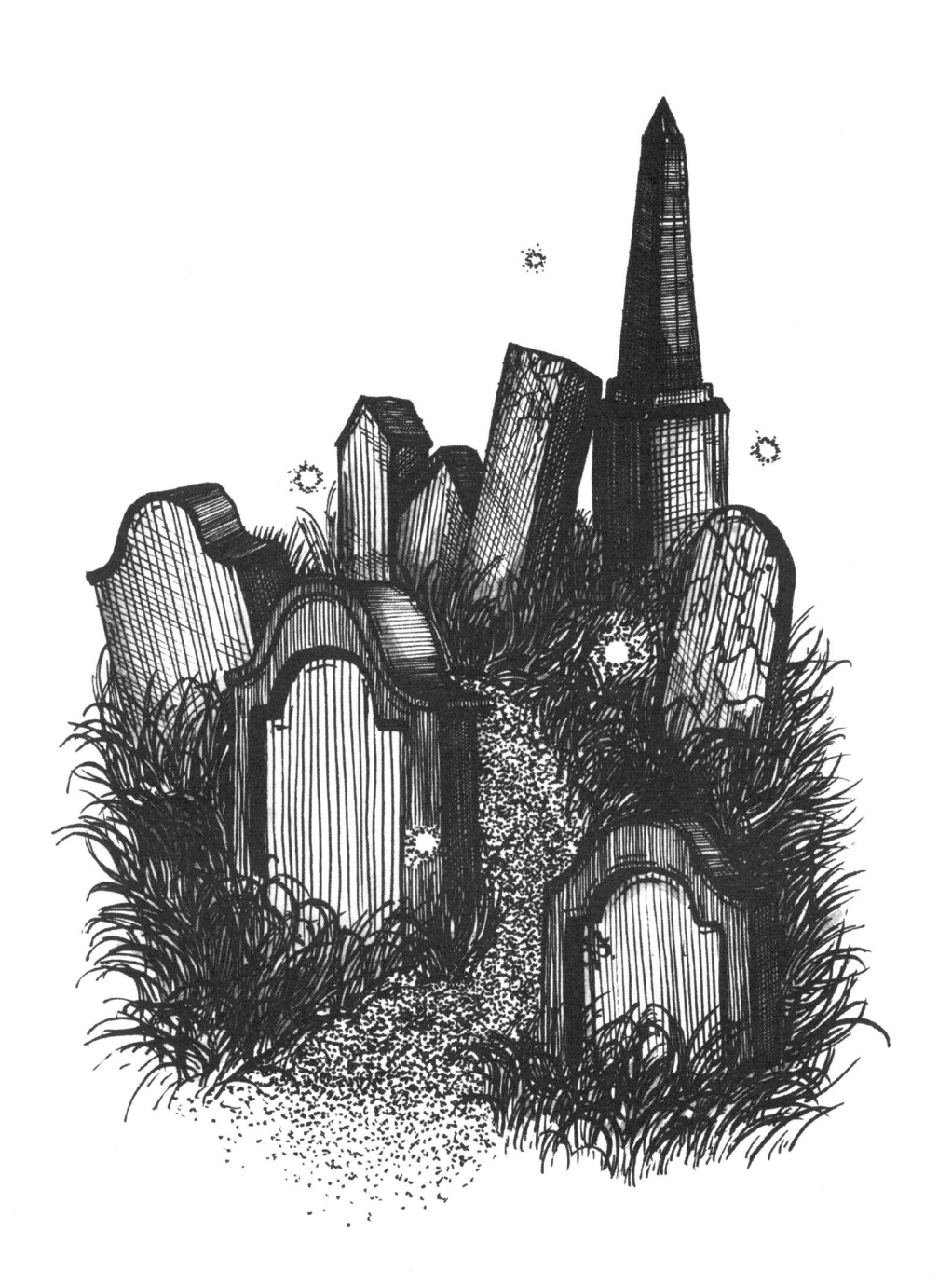

灭农作物害虫）。

磷化氢有三种毒性作用机制：

• 影响神经系统，导致患者抽搐和精神亢奋；

• 破坏能量代谢和细胞呼吸；

• 产生更多的活性氧，导致氧化应激。

因此，急性磷化氢中毒的症状是发冷、神经过度兴奋、胸闷或胸痛、窒息，可能发生抽搐甚至昏迷，患者多死于呼吸麻痹。如果人体长期摄入低剂量磷化氢，就会出现支气管炎、肝脏和消化系统问题以及神经系统紊乱的症状。

在农业中，从业人员鲜少使用磷化氢气体，大多使用磷化铝片剂（AlP）。磷化铝与水结合后可释放出磷化氢气体。磷化铝作为一种杀真菌剂类农药，不仅使用范围十分广泛，购买也很方便，因而服用磷化铝成为印度常见的自杀方式之一。

铊
Thallium

阿加莎·克里斯蒂（Agatha Christie）的小说《白马酒店》（*The Pale Horse*）中曾出现过用铊杀人的情节，铊因此而闻名于世。但在此之前，铊化合物其实早已成为我们日常生活的一部分。

铊是一种天然元素，多以铊盐的形式存在于地球的各个角落。1861年，人们分离出了纯铊；两年后，人们了解到了铊的剧烈毒性。铊最常见的形态不是原生金属，而是它的盐类化合物：乙酸铊（CH_3COOTl）、碳酸铊（Tl_2CO_3）、氯化铊（$TlCl$）、碘化铊（TlI）、硫酸铊（Tl_2SO_4）。这些化合物都能很好地溶于水，因此它们不仅能通过食物、水或呼吸进入人体，还能通过皮肤和黏膜进入人体。

铊化合物非常危险，由于一价铊离子（Tl^+）的半径与钾离子（K^+）相似，因此它能够通过钾通道。简单来说，铊能取代人体内的钾。与汞一样，铊也能与酶和其他蛋白质的巯基结合。

铊会影响神经系统、胃肠道和肾脏，并在体内蓄积。铊的半数致死量取决于具体的铊化合物：口服硫酸铊的致死剂量为10～15毫克/千克。同时，中毒的最初症状可能不会立即显现，而是在12～24小时后才会出现，并持续数周。

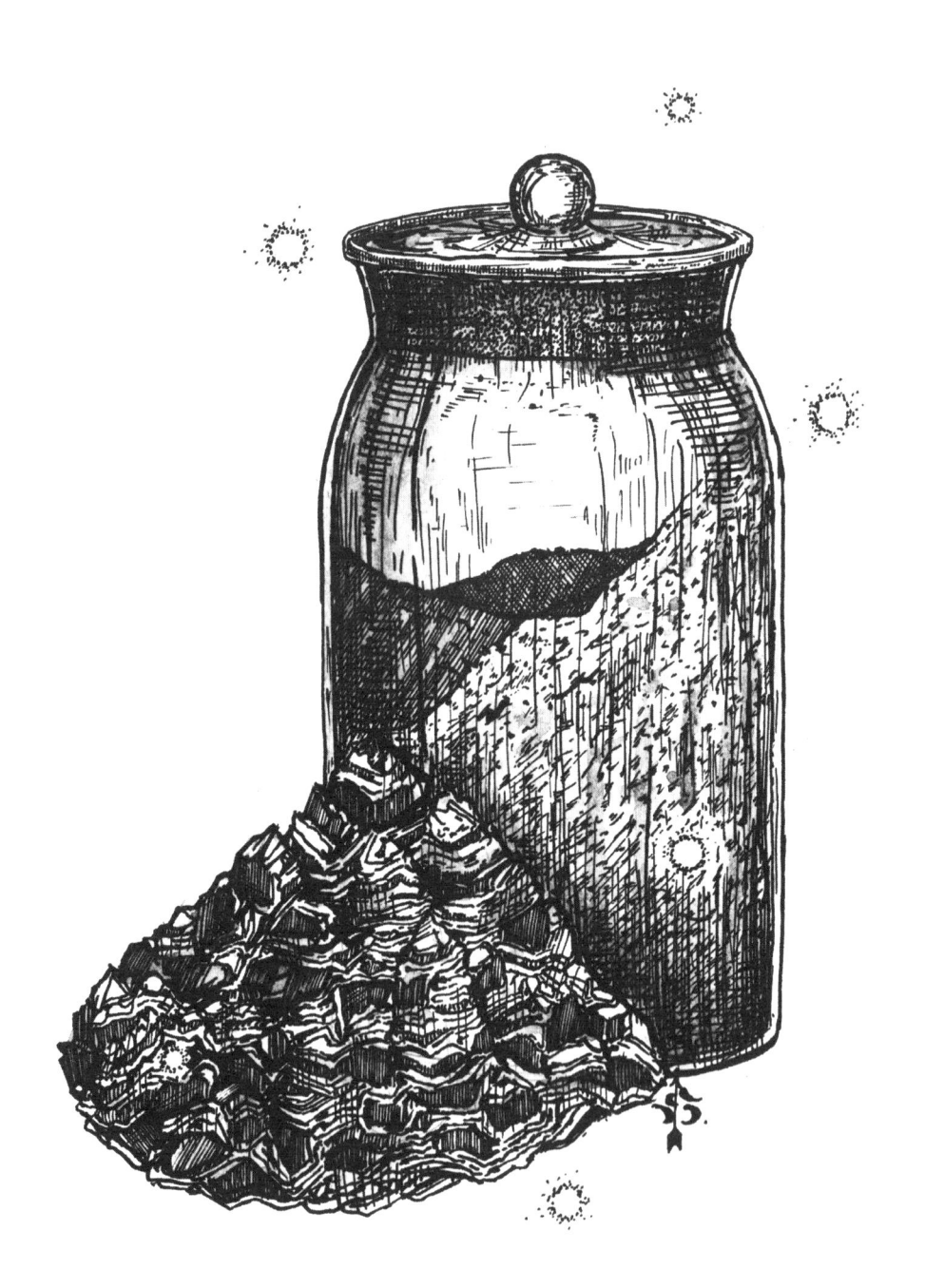

急性铊中毒在最初阶段很难与其他中毒类型区分，均会出现典型的恶心、呕吐、腹泻、虚弱症状。许多人会将其视为普通的食物中毒。但接下来的几天，腹部的不适症状不仅不会消失，还会出现震颤、神经兴奋、失眠、口渴、高血压、心动过速，继而出现肌肉麻痹、皮肤干燥等症状。在摄入达到一定剂量的情况下，中毒者还可能出现完全瘫痪、白内障、神经衰弱或抑郁等症状。但铊中毒也有独属的特征：头发根部出现黑线，或头发全部脱落。如果摄入致命剂量的铊，中毒者会在几天内因心力衰竭、休克和肾功能受损而死亡。如果怀疑自己慢性铊中毒了，可以通过分析头发或指甲确认，因为铊会在头发或指甲中蓄积。

20世纪50年代，澳大利亚掀起了一阵"铊热"，硫酸铊中毒事件急剧增加。当时，家家户户都有这种铊盐，人们用它制成鼠药来控制鼠疫的蔓延。20世纪80年代，基辅对一起大规模中毒事件进行了调查，发现罪魁祸首是学校的洗碗工塔玛拉·伊万纽季娜（Tamara Ivanyutina）。她用含铊的克列里奇液[1]（Clerici's solution）毒死了学校的学生和教职员工。这种溶液主要用于矿物学研究，是塔玛拉通过熟人获得的。调查显示，塔玛拉全家都参与了犯罪，他们共实施投毒犯罪40起，造成13人身亡。塔玛拉·伊万纽季娜最终被判处死刑。

---

[1] 甲酸铊（$Tl(HCO_2)$）和丙二酸铊（$Tl(C_3H_3O_4)$）的等量混合水溶液，一种无臭液体，用于测量矿物密度。——译者注

甲醇

Methanol

为保护自己免受新型冠状病毒感染，一部分人用"酒精"从身体内部给自己"消毒"。2020年，伊朗有数百人死于这种"消毒"行为，他们都是"出于预防目的"而饮用甲醇。显然，他们认为甲醇是一种消毒效用更强的酒精，比乙醇更能保护他们免受病毒感染。

什么是酒精？我们习惯称乙醇为酒精，它存在于酒中，经水果发酵获得，还可用于医药用途，我们经常与它接触。但在化学中，醇是一类含有羟基（–OH 基团）的有机化合物。甲醇（CH_3OH）、乙醇（C_2H_5OH）、丙醇（C_3H_7OH）都属于醇类。

甲醇是其中结构最为简单的一种，也被称为"木醇"，因为它过去是从木材中提取的。甲醇是一种烈性毒药，摄入 10 毫升可致人失明，摄入 50～100 毫升可在几小时内致人死亡。甲醇之所以危险有以下两个原因：

• 它会抑制中枢神经系统（从医学角度看，乙醇也有同样的作用）；

• 甲醇进入人体会引发致命的合成作用：甲醇首先转化为甲醛，继而转化为甲酸。这些反应都是在肝脏内的乙醇脱氢酶（ADH）的作用下发生的,最终产物甲酸盐会导致细胞缺氧,并在多种其他代谢紊乱中引起代谢性酸中毒。甲醛中毒则会导致视神经萎缩、视网膜受损,即使是小剂量的中毒也易导致失明。

这是甲醇"致命合成"的大致过程:

$$H_3C-OH \xrightarrow{ADH} H_2C=O \xrightarrow{ADH} HC\begin{smallmatrix}O\\OH\end{smallmatrix}$$

服用甲醇而非乙醇后,中毒者会表现为醉酒状、昏昏欲睡,继而会出现以下不适症状:恶心、疼痛、眼前出现黑点及视力模糊、虚弱。在摄入高剂量甲醇后,中毒者会呼吸紊乱,血压下降,此时,如果中毒者未及时得到医疗救治,就会死亡。纯甲醇的半数致死量为 1 ~ 2 毫升 / 千克。

还有这样一个有趣的事实——甲醇中毒可以用乙醇来治疗。乙醇就是我们生活中最常见的酒精,当这两种物质在人体内相遇时,甲醇的中毒反应(非常致命的合成反应)就会减慢,如果几天内这些反应无法开始,毒物就会从体内排出。在治疗过程中,没有必要让中毒者一直保持醉酒状态,只需使用如甲吡唑(fomepizole,又名 4-甲基吡唑)等有抑制 ADH 作用的药物即可。但在紧急情况下,可以给甲基酒精中毒者适量饮用质量有保证的乙醇,这在等待医生到来期间对中毒者有一定的帮助。

与许多其他有毒物质不同,甲醇在工业中的使用非常普遍。它可以制造甲醛(40% 的甲醛水溶液就是我们熟知的福尔马林)、玻璃水和工业酒精,用作燃料和有机溶剂。因此,我们有必要了解这种物质。

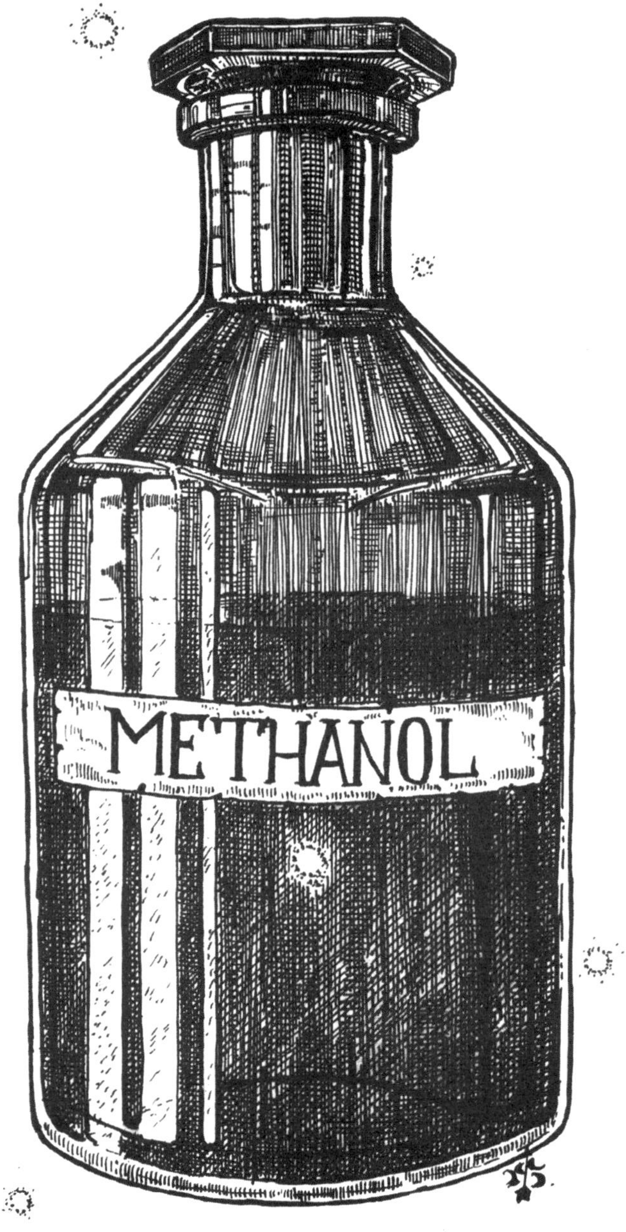
METHANOL

甲醇中毒与劣质酒生产直接相关。历史资料表明，特别是在各国出台"禁酒令"时期，此类中毒事件要多出许多倍。没有人监管烈性酒的生产，也没有人控制其成分，劣质酒的产量在此期间大大增加。

2016年12月，在俄罗斯伊尔库茨克市（Irkutsk）有123人中毒求医，其中近80人死亡。原来，这些人都饮用了含有"酒精"成分的沐浴产品，这些沐浴液中所含的"酒精"正是甲醇。这是规模最大的甲醇集体中毒事件之一。

令人意想不到的是，即使是用"爱之名义"酿造的自制葡萄酒也会产生甲醇，尤其是用富含果胶的水果或浆果——如李子、醋栗、覆盆子等——酿制的葡萄酒。因为果胶会在酒的发酵过程中形成甲醇，家庭自酿酒难以控制甲醇生成的量。因此，饮用天然自酿葡萄酒也可能会危及生命。

不幸的是，甲醇凭借其低廉的价格和可获得性成为乙醇颇有竞争力的替代品——例如，不法分子会在玻璃清洗剂、医用酊剂或防腐剂中加入甲醇。说到防腐剂，到2020年4月，防腐剂的需求量比3月初增加了50倍，使用甲醇代替医用酒精的假冒伪劣商品数量也有所增加。2020年11月，俄罗斯萨哈（雅库特）共和国有7人因饮用含70%甲醇的消毒剂而中毒身亡。当然，总有人会问为什么这些人要喝防腐剂，但无论如何，防腐剂中本不应该含有甲醇。

氰化物
Cyanide

一听到"毒物"一词,很多人首先想到的就是氰化物。氰化物毒性非常强,甚至可以说,它们对历史发展进程也产生了极大的影响。比如,第二次世界大战期间,以氢氰酸(HCN)为基础,"齐克隆-B"(Zyklon B)被大批制造出来,纳粹就是在毒气室中利用这种毒气实施了大规模的屠杀;氯化氰(CNCl)在第一次世界大战中被用作化学武器;氰化钾(KCN)也毒死了许多名人。

氰化物指的是氢氰酸及其化合物。氢氰酸的化合物可以是无机物,如氰化钾和氰化钠(NaCN),也可以是有机物,两者都存在于自然界中。氢氰酸主要存在于水果的种子中,杏仁苷就是一个典型的例子,我们在"有毒植物"的章节中探讨过它。

1782年,瑞典化学家卡尔·舍勒(Carl Scheele)首次分离出纯氢氰酸。四年后,这位科学家不幸逝世。人们认为他的死因在于他长年研究各种有毒化合物,如汞、砷、铅和氢氰酸等物质。当时,科学家们对物质的研究方式非常原始:他们喜欢品尝自己发现或制备的一切物质。

人类口服氰化钾的半数致死量为1.7毫克/千克,对于成年人来说，一小撮就足以致命。氰化钾的作用机制与氢氰酸相似（我们在"苦杏仁"一章中已经讨论过），中毒后出现的组织性缺氧、呼吸及心跳停止会导致患者死亡。

如果摄入的氰化物剂量较大，中毒者几分钟后就会死亡。如果摄入少量氰化物，中毒者则会出现呼吸急促沉重、口中有苦味和灼烧感等症状，伴随血压下降、恶心和头痛。在摄入其他易引起缺氧的有毒物质时，中毒者的皮肤会变得苍白或发蓝，但氰化物中毒的表现与此不同——中毒者皮肤和黏膜呈粉红色，这个特征有助于辨认氰化物中毒。

用氰化物投毒的人通常会选择氰化钾，因为这种物质无味，可溶于水，外观看起来像糖晶体，很容易伪装在食物和饮料中。氰化钾多用于灭鼠和灭虫，因此很容易获得。

尼古拉二世（Nicholas Ⅱ）的亲信格里高里·拉斯普京（Grigori Efimovich Rasputin）被阴谋家们密谋用氰化钾下毒。参与投毒的人包括费利克斯·尤苏波夫亲王（Prince Felix Yusupov），他在自己的回忆录中详细描述了他们如何给拉斯普京吃有毒的蛋糕，但毒药并没有起作用。当时，所有人都认为这是因为拉斯普京身上的超自然力量。但事实证明，一切比人们想象的简单得多：蛋糕中的糖可能影响了氰化物的毒性。一般来说，蛋糕中的糖由葡萄糖和果糖组成，葡萄糖是氰化物中毒的有效解毒剂。

氰化物在 20 世纪被广泛使用。纳粹德国多次使用氰化物，利用氰化物制造化学战剂，其中包括臭名昭著的"齐克隆 –B"。

"齐克隆–B"是含有氢氰酸的吸附剂颗粒，在露天环境中，氢氰酸极易挥发。在死亡集中营，纳粹用"齐克隆 –B"屠杀囚犯。据

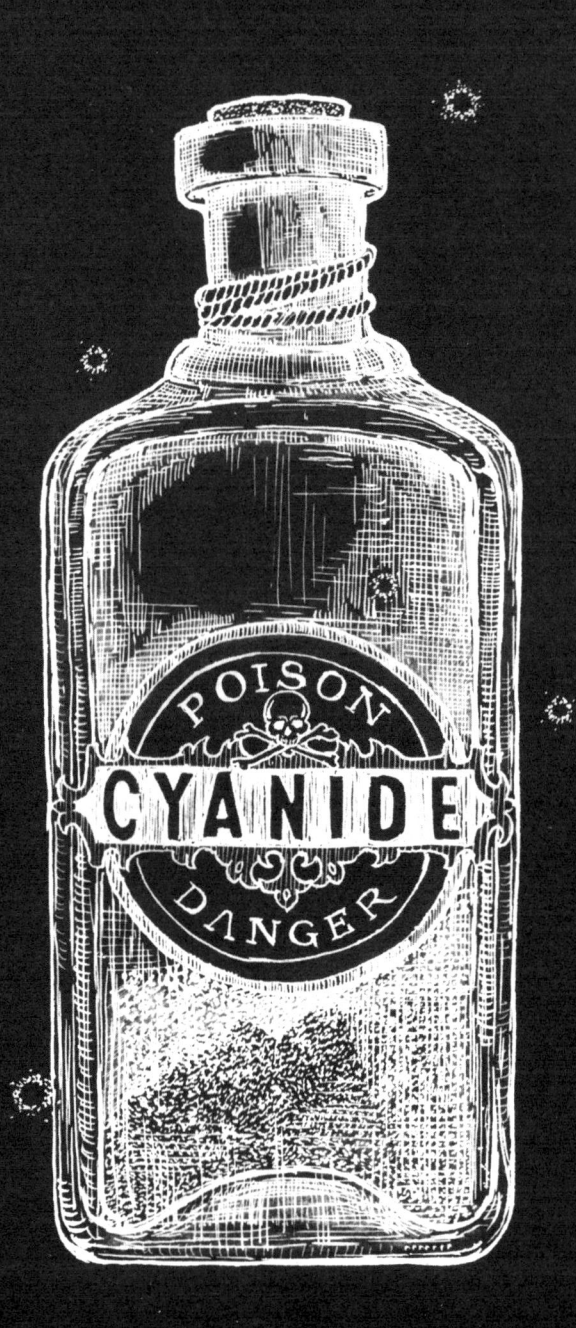

估计，有100多万人死于毒气室中的"齐克隆-B"。

许多决定自杀的人也会选择用氰化钾结束自己的生命，其中包括尼龙的发明者、化学家华莱士·卡罗瑟斯（Wallace Carothers）和为计算机科学的发展做出巨大贡献的数学家艾伦·图灵（Alan Turing），他们都是服用氰化钾自杀的。

20世纪80年代，美国出现了一名连续投毒者，他把氰化钾注入胶囊药物中，通过药店售卖给人们。结果，至少有7人成为投毒案的受害者。

目前，由于氰化物带来的危害，其使用已受到限制。氰化物和氢氰酸被有限地用于生产其他有机物质，以及从矿石中提取金和银。

苯

Benzene

有些物质参与了我们身体的生化反应，也有一些物质不以任何方式参与生化反应，这类物质被称为"异生素（xenobiotic）"。苯就是其中最常见的一种，这种物质对人体健康有较大危害。

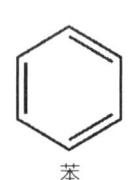

苯是一种有特殊气味的易燃液体。它于 1825 年首次被发现，当时迈克尔·法拉第（Michael Faraday）注意到一盏灯上有冷凝现象，并决定对其进行研究。但直到 40 年后，人们才了解到这种分子的结构——奥古斯特·凯库勒（August Kekulé）在那时提出了苯的环状结构。

苯是重要的有机合成原料，它可用于制造药物、溶剂、炸药、染料和塑料。由于被广泛使用，苯在化工生产设施中的排放量并不少。

原则上说，当碳含量较高的物质被燃烧时，例如火山喷发或森林大火，也会自然形成苯，但这种情况并不常见。我们主要从汽油烟雾、废气、木材和烟草燃烧的烟雾中获取苯。苯能够通过胃肠道或被吸入的蒸气进入人体。如果一个人有吸烟的习惯，他就会定期摄入微量的苯。

严重的苯中毒发生在工业事故中。在这种情况下，中毒者可能会

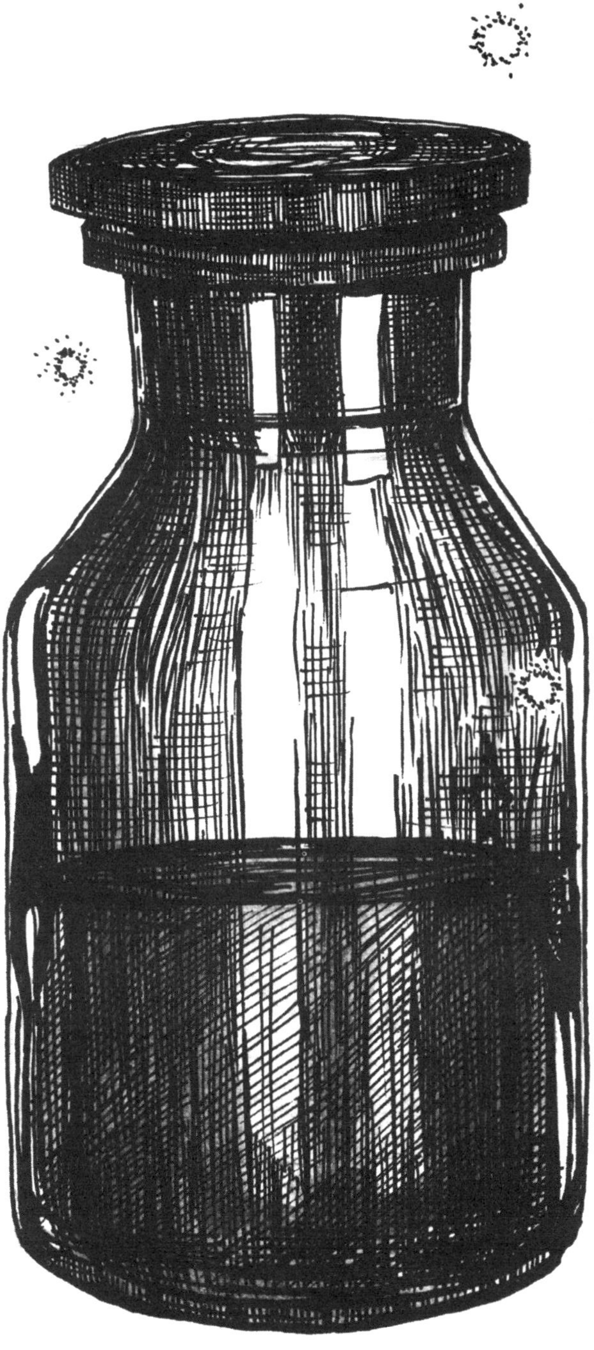

摄入大剂量的苯，出现中毒性昏迷，最终因呼吸衰竭死亡。当摄入剂量为 25 毫克 / 千克的苯时，人就会出现中毒症状；当摄入剂量为 1 克 / 千克的苯时，人就会死亡。苯与皮肤和黏膜接触会造成刺激，会灼伤眼睛甚至导致失明。

但造成这种后果的事故很少见，更为常见的则是慢性苯中毒。慢性苯中毒的高危人群是长时间接触苯的工厂工人和科学家。这种碳氢化合物能够溶解在脂肪中，因此会在体内积聚，甚至在很长时间后也会对身体产生负面影响，如身体虚弱、食欲不振、头痛、牙龈出血、瘀伤，有时易引起鼻咽部溃疡。

你可能听说过这样的说法——有的吸毒成瘾者会吸食含苯溶剂。苯确实会导致中毒，但它不会影响神经递质受体，因此，将其归类为"毒品"有待商榷。不过，当吸入苯蒸气时，人会产生幻觉和兴奋，将其归类为成瘾性物质是正确的。

苯主要影响中毒者的神经系统和骨髓。更多的问题不是由苯引起的，而是苯在人体内产生的物质引起的。

苯（1）进入人体后发生的转化

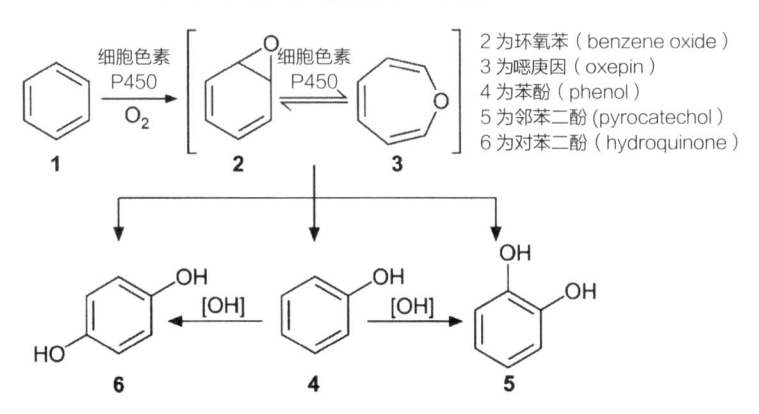

2 为环氧苯（benzene oxide）
3 为噁庚因（oxepin）
4 为苯酚（phenol）
5 为邻苯二酚（pyrocatechol）
6 为对苯二酚（hydroquinone）

苯酚（产生的量最大）、对苯二酚和邻苯二酚对人体具有破坏作用，环氧苯与核酸分子（如 DNA）中的含氮碱基发生反应，破坏遗传信息的传递，导致基因突变。我们可以从新生儿的器官、神经系统和四肢发育不全中看到它们对人体的影响。

因此，苯不仅有毒性作用，还有诱变作用。根据国际癌症研究机构（International Agency for Research on Cancer，IARC）的分类，苯属于 1 类致癌物，即已证实对人体具有致癌性的物质。

苯并芘

Benzopyrene

在阅读本书的过程中,你们可能已经意识到:并非大自然创造的一切都对我们的健康有益。苯并芘就是一个很好的例子。我们不能把它称为完全意义上的毒物,但这种物质经常进入我们的身体,并且是最强的致癌物质之一。

苯并芘与"烟囱工人"这一职业密切相关。烟囱工人在18世纪的英国非常普遍,许多男孩被雇来打扫烟囱:他们身形瘦小,可以爬进狭窄的烟囱。烟囱内非常闷热,因此英国打扫烟囱的工人经常裸体工作。烟灰与身体的不断接触、摩擦致使清扫烟囱的人的阴囊部位长出了"疣",这就是"煤烟疣"(soot wart)。随着时间的推移,"疣"会越长越大。后来,人们才知道这是一种癌症——阴囊癌。烟灰中含有能诱发恶性肿瘤生长的物质,这些物质中就有苯并芘。有趣的是,"煤烟疣"主要出现在英国。在其他国家,扫烟囱的人通常穿着紧身的工作服,这使他们免于患病。

由两个以上的"蜂窝状"结构组成的化合物被称为多环芳烃化合物(polycyclic aromatic hydrocarbon,PAH),苯并芘就是其中一种。

苯并芘的危险不单单在于它的致癌性。它还会在人体内蓄积,与

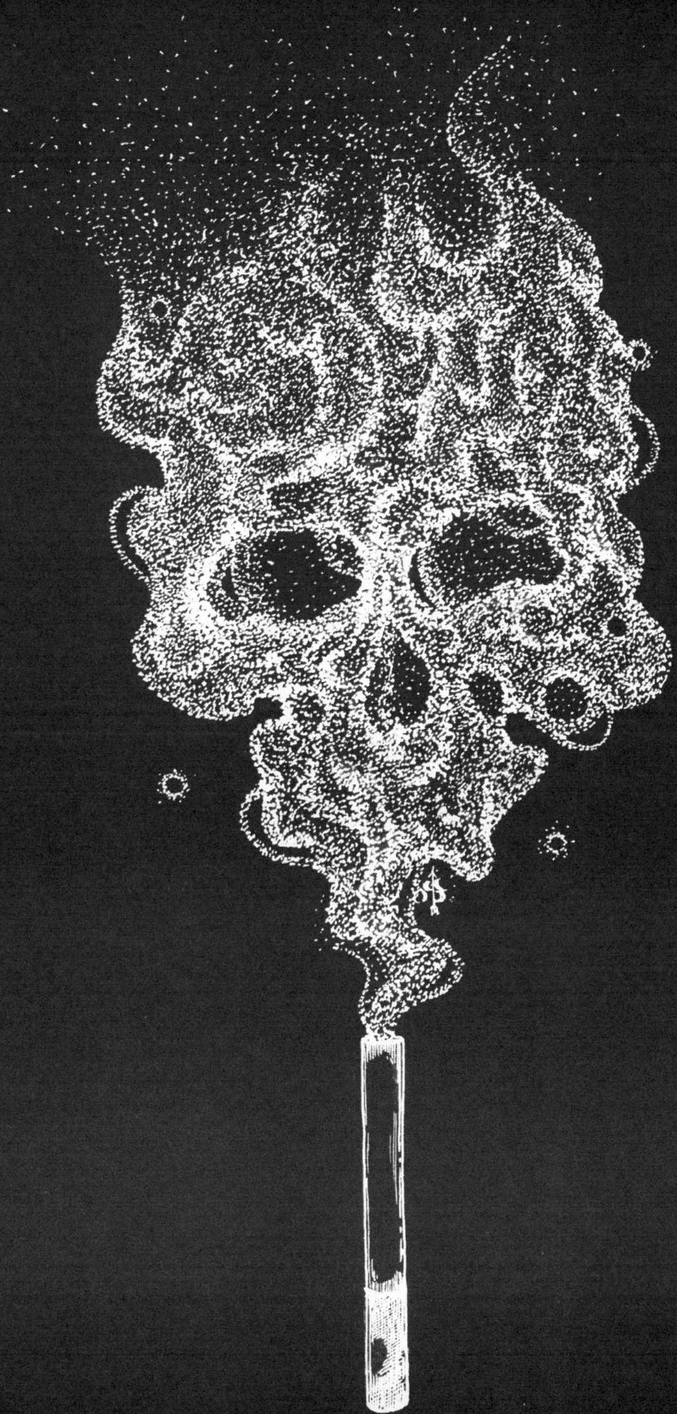

DNA发生化学反应，破坏其复制过程并导致基因突变。如果孕妇在妊娠期间不慎接触苯并芘，可能影响胎儿正常发育，尤其会影响胎儿的大脑功能。

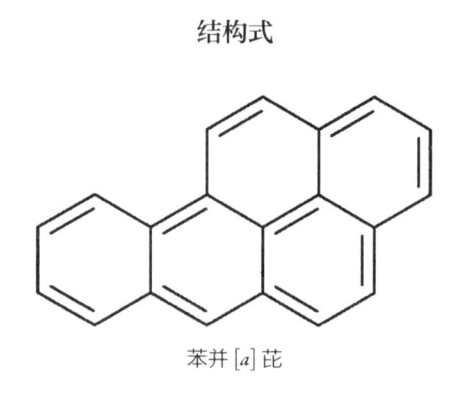

结构式

苯并[a]芘

苯并芘是在燃料（包括木材和煤炭）的燃烧过程中形成的。在大城市，这种化合物的主要来源是热电厂和汽车。此外，吸食香烟的人会从烟草烟雾中摄入额外剂量的苯并芘，我们每个人也会从烟熏、炭烤和油炸食物中摄入一部分苯并芘。减少苯并芘的摄入量是个好主意，但要完全消除苯并芘是不可能的，即使在饮用水中也有可能发现苯并芘的存在。

氟化氢

Hydrogen fluoride

在化学史发展早期，氟及其化合物损害了许多化学家的健康：比利时化学家保林·鲁耶特（Paulin Louyet）因吸入氟化氢而中毒；爱尔兰科学家乔治·诺克斯（George Knox）和托马斯·诺克斯（Thomas Knox）两兄弟试图从氟化铅和氟化银中分离出氟，由于这些实验，托马斯不幸中毒身亡，乔治也成了残疾人；法国化学家约瑟夫·盖-吕萨克（Joseph Gay-Lussac）和路易·泰纳尔（Louis Thenard）在试图提取氟时被烧伤——化学界早期关于氟的发现都付出了高昂的代价。

在制得单质氟（F_2）之前，有人制出了氟化氢（HF）。氟化氢是一种无色有毒气体。这种气体的水溶液被称为氢氟酸。你可能还记得电视剧《霹雳游侠》（Knight Rider）中出现的氢氟酸，在第一集中，尸体被溶解在氢氟酸中。实际上，氢氟酸是最弱的酸之一，它可以溶解玻璃，但不太可能溶解尸体。

但这丝毫不能抹杀氟化氢和氢氟酸都是剧毒物这一事实，它们被列为一级危险品。氢氟酸很容易穿过脂肪层并渗透到深层组织中，和钙离子与镁离子结合，使得这些离子无法进入细胞，在这种情况下，患者需要接受葡萄糖酸钙治疗。氟化氢会侵蚀呼吸道，一旦进入皮肤，

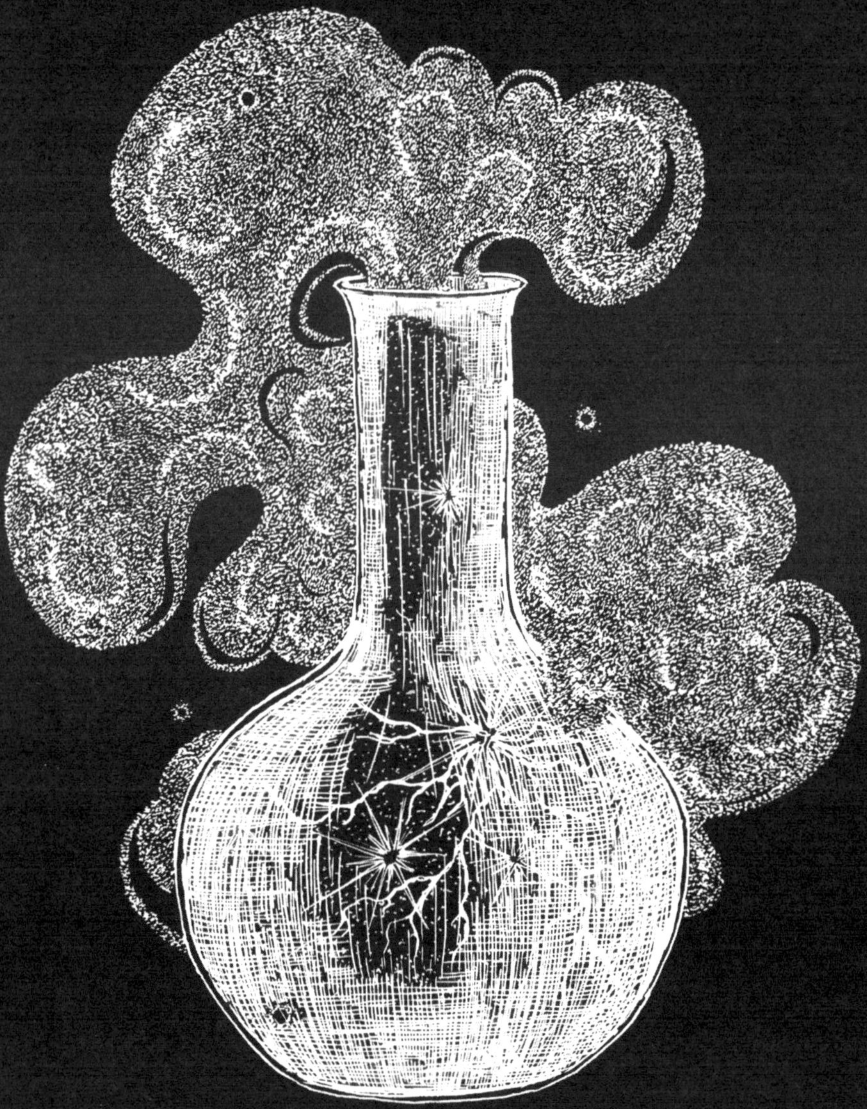

就会导致组织坏死。患者可能无法立即察觉到自己已经中毒，也无法及时自救。吸入氟化氢气体会导致患者肺部肿胀，甚至无法呼吸。

由于生产设施发生事故或运输过程中的疏忽，氟化氢可能会释放到大气中，氢氟酸可能会泄漏。例如，2020年6月，一名醉酒的司机驾驶着一辆载有12吨氢氟酸的货车在彼尔姆—叶卡捷琳堡高速公路上翻车。但是，即使是操作很谨慎的工人也无法避免慢性中毒。如果一个人长期在没有现代化通风系统的老式生产车间中工作，就会面临慢性中毒的危险，他一旦出现牙龈出血等口腔问题，鼻子、眼睛不适，喉咙肿胀、溃疡，就必须去看医生，因为以上症状表明人体中所含的氟元素已经超标。

氯
chlorine

氯离子对我们的身体至关重要，它们能维持细胞渗透压平衡并参与机体中的多种生化过程。氯元素对我们也十分关键，它主要的饮食来源是食盐。

但气态氯单质氯气（Cl_2）则截然不同，它是一种有毒气体。氯气很容易被识别，聚集在地面附近的黄绿色云雾很难被认为是无害的。

氯在化学反应中非常活跃，不仅仅在环境中，当它进入生物体内时也是如此。它与水相互作用，产生盐酸（HCl）和次氯酸（HClO）：

$$Cl_2 + H_2O \rightleftharpoons HCl + HClO$$
$$2HClO \rightleftharpoons 2HCl + O_2$$

这些反应会造成肺组织损伤。

氯气中毒后的肺部会发生化学灼伤，从而导致患者窒息和呼吸停止。在氯气浓度为 120～200 毫克/立方米的空气中暴露 30～60 分钟便会危及生命，即使中毒者最终侥幸存活，肺部问题也将长期存在。

氯气泄漏和氨气泄漏可以称得上是最常见的人为事故。2010 年

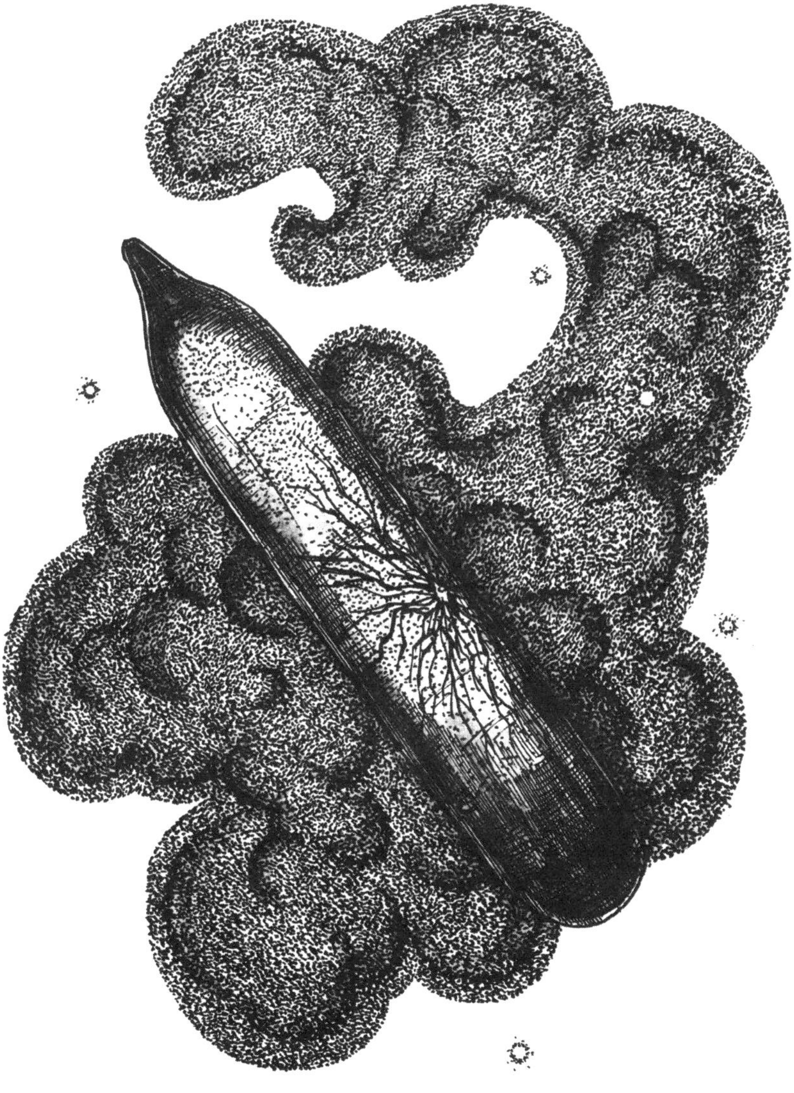

至 2014 年期间，世界范围内至少发生了 9 起重大氯气泄漏事故，均造成人员伤亡。

氯气是最早投入使用的化学战剂之一。氯气比空气重，可以飘浮在地面上并穿透战壕。在第一次世界大战中，德国军队广泛使用了氯气，例如在围攻俄军要塞奥索维茨（Twierdza Osowiec）时。这座要塞的保卫战被载入世界史册，被称为"亡者冲锋"。在这场保卫战中，受毒气攻击、奄奄一息的俄军士兵冲出要塞发起了反击，令德军震惊。

但实践表明，氯气中毒的致死率仅为 5%。此外，氯气因其特有的颜色很容易从远处被辨认出来，有利于敌方进行防卫。因此，它在化学战中很快被光气和芥子气取代。

TCDD

TCDD，学名"2,3,7,8-四氯二苯并-对-二噁英"，是毒性最强的人造化合物之一。其致死剂量仅为氰化钾的 1%，人类对这种物质的危险性深有体会。

在 20 世纪 60 年代的越南战争期间，大量除草剂被喷洒在树林中，致使树叶脱落，士兵们无法躲藏在树下利用树林掩护。其中一种名为"橙剂"的除草剂含有酸类、酯类和 TCDD。由于这些排放物，罹患癌症和先天性基因突变的人数增加了。

结构式

TCDD

TCDD 属于二噁英类。二噁英是由两个氧原子连接多个碳环的物质。

TCDD 会影响一种特定的受体蛋白，即芳烃受体（aryl hydrocarbon receptor，AhR），它参与遗传信息的复制过程。研究表明，二噁

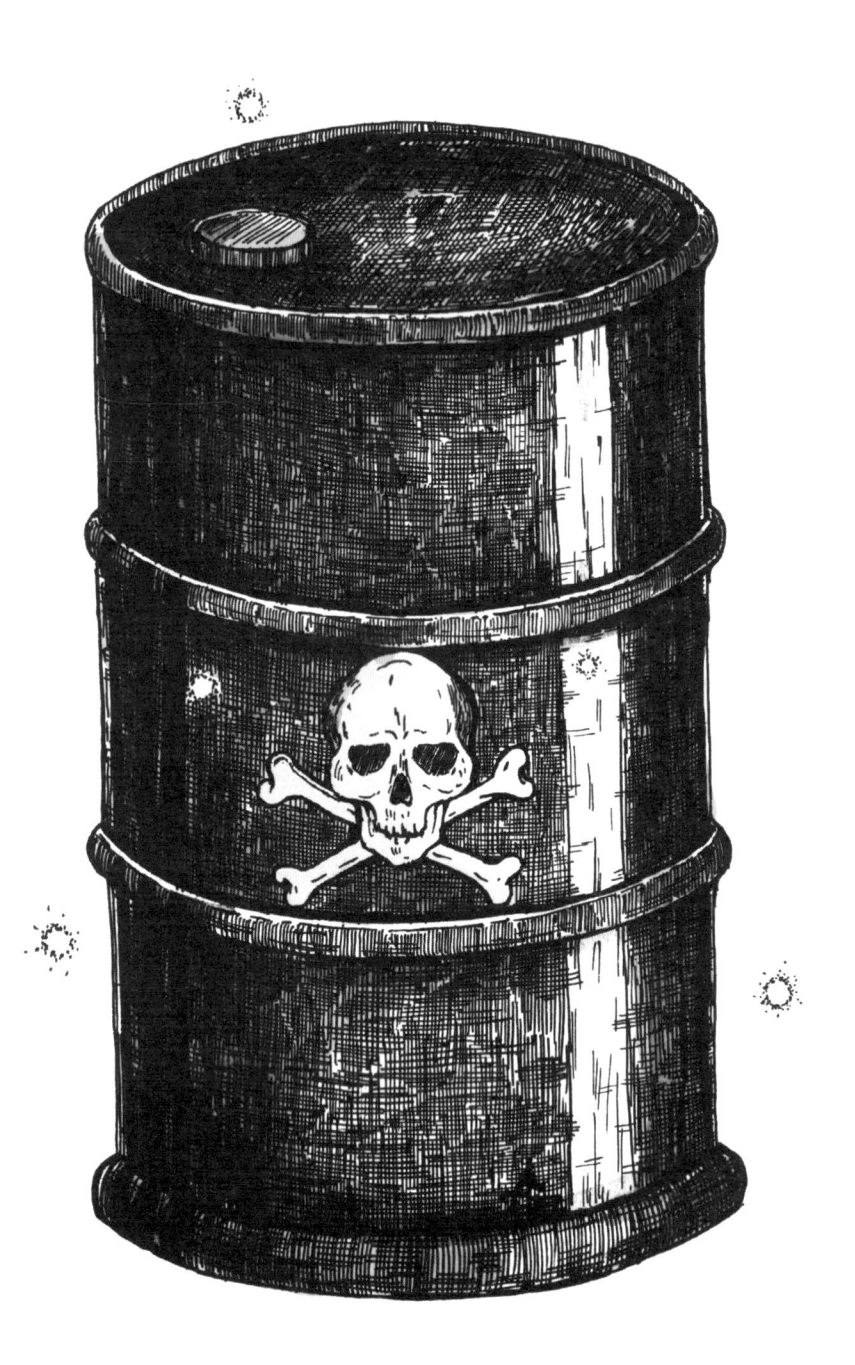

英类化合物本身并不致癌,但当摄入真正的致癌物质时,二噁英会进一步促进人体内癌症的发展。二噁英易溶于脂肪,一旦进入人体,就会在脂肪组织中蓄积。正因如此,TCDD在进入人体后会产生长期的毒性作用。TCDD中毒最常见的症状是氯痤疮(chloracne),中毒者的皮肤上会出现丘疹。

2004年,不明身份者对当时身为乌克兰总统候选人的维克多·尤先科(Viktor Yushchenko)投毒。维克多·尤先科的脸上长出了痤疮样皮疹,经化学分析证实被投放的毒物中含二噁英。

TCDD是一种持久性有机污染物,一旦进入环境,就会对环境造成永久性污染。同样在2004年,位于意大利那不勒斯以东的一个地区被称为"死亡三角地带",那里有欧洲最大的非法垃圾倾倒场。附近地区的死亡率和癌症发病率都很高。化学分析显示,那里的二噁英及其化合物的含量要高出其他地区许多倍。

现在,TCDD这种物质已不再使用,但在除草剂的合成过程中会作为副产物生成。

异狄氏剂
Endrin

异狄氏剂于 1951 年开始投入生产和使用。在当时，它是一种功效良好的杀虫剂，能够有效杀死田间的害虫。但 50 年后，它在世界范围内遭到禁用。现在，这种物质不仅被禁止使用，也被禁止生产。异狄氏剂的毒性与氰化物相当。

异狄氏剂被全球禁用的原因主要在于它在自然环境中难以降解，易累积，即具有生物累积性（bioaccumulation）。当异狄氏剂进入水中时，鱼类及水中的其他生物就会死亡；植物也能够从土壤中吸收这种物质，并在体内大量积聚。在这种情况下，食草动物和人类也会进入这个循环。

异狄氏剂主要影响神经系统，它能阻止氯离子进入细胞，神经细胞的兴奋性因此而升高，最终表现为患者的抽搐症状。

对于一名体重 70 千克的成年人来说，摄入 17.5 毫克的异狄氏剂就足以导致其抽搐，随后因呼吸中枢麻痹而死亡。通过气溶胶形式传播的异狄氏剂半数致死量为 2 毫克 / 千克。异狄氏剂不一定以吸入的方式进入人体，它也可以被皮肤吸收。

异狄氏剂是一种有机氯农药（organochlorine pesticide，OCP）。

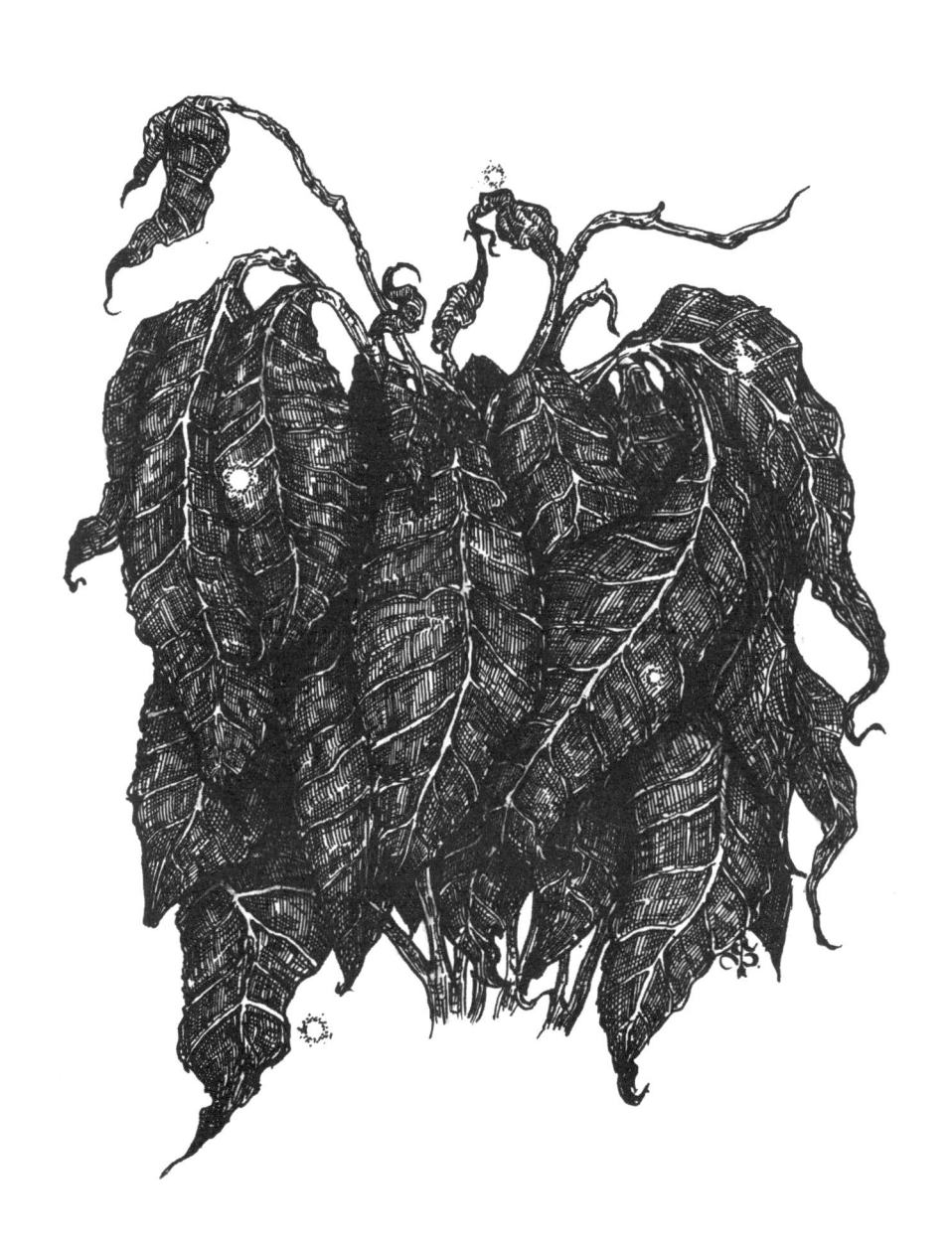

结构式

异狄氏剂

　　1984年，巴基斯坦发生了大规模的异狄氏剂中毒事件，据调查，造成中毒的原因可能是用这种杀虫剂处理甘蔗。事件中，有近200人受到影响，其中大部分是儿童。

　　苏联境内没有使用过异狄氏剂，而在美国，相关机构会对土壤和水中的异狄氏剂含量进行采样、监测。

硫化氢
Hydrogen sulfide

你闻过臭鸡蛋的味道吗？这就是硫化氢的气味。

硫化氢（H_2S）是一种无色有毒气体，与空气混合能形成易燃混合物。19世纪末，人们发现黑海的硫化氢储量巨大，这种物质虽然有毒，但在某些情况下被视为一种潜在能源。硫化氢的存在导致黑海深处（深度超过200米）生物极其稀少，由此可见这种物质的毒性是十分剧烈的。

硫化氢在我们的生活中十分常见。例如，蛋白质分解时就会产生这种物质。我们甚至能以肠道气体的形式产生少量硫化氢。硫化氢在工业中被用于生产硫酸、硫化物及硫。硫化氢还可以在其他生产过程中作为副产物释放。因此，硫化氢泄漏是一个非常现实的问题。

硫化氢的气味非常令人难忘。当空气中的气体浓度只有0.0005毫克/立方米时，人们就会开始察觉到它的气味。而硫化氢的安全标准，即最大容许浓度（maximum permissible concentration，MPC）为0.008毫克/立方米，几乎是人类嗅觉阈值的16倍。也就是说，如果你感受到强烈而持久的硫化氢气味，那么空气中的硫化氢含量可能已经不安全了，此时应该尽快远离污染区域。

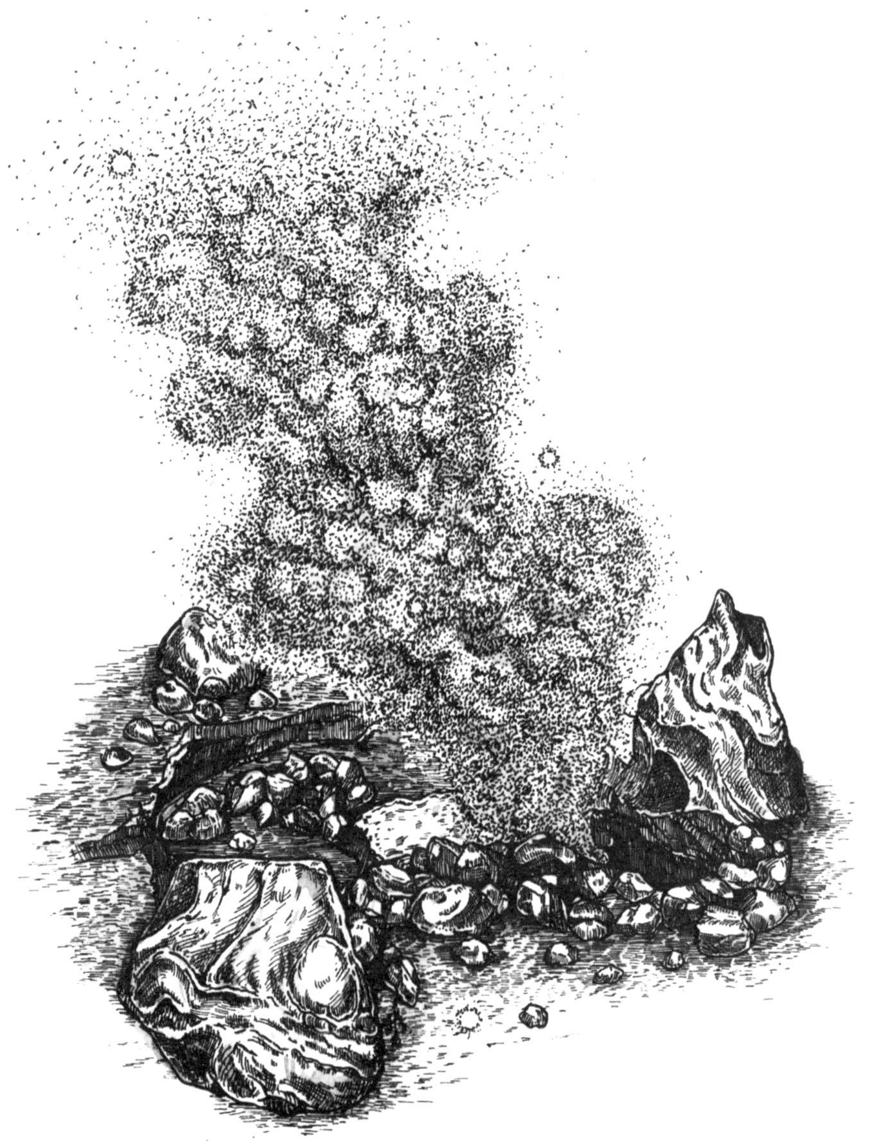

此外，如果我们不慎吸入较高浓度的硫化氢，嗅觉神经会直接被麻痹，反而闻不到硫化氢特殊的气味了。因此身处致命环境的人，却往往毫无察觉，最终导致不幸的后果——当空气中的硫化氢浓度超过 800 毫克/立方米时，呼吸 5 分钟即可致命。工业气体泄漏或发生剧烈化学反应产生硫化氢时都可能导致这种情况，部分中毒案例则与通风不足或下水道有问题有关。

硫化氢的毒性可与一氧化碳相比拟。硫化氢会与呼吸链中负责细胞呼吸的酶——细胞色素 c 氧化酶（cytochrome c oxidase，CcO）结合，影响细胞的氧化过程，引起细胞、组织缺氧。在这种情况下，人体的呼吸系统开始更积极地工作。人试图更深长地呼吸，但每吸入一部分氧气，就会产生一部分新的硫化氢，继而在某一时刻出现呼吸抑制症状。

硫化氢中毒初期中毒者会出现头痛、恶心的症状，吸入高浓度的硫化氢后会导致中毒者抽搐、肺水肿、昏迷甚至死亡。我们经常会遇到这种气体，其危险性不容小觑。

丙烯醛
Acrolein

据统计,在过去的 10 年中,受电子烟的流行以及全球吸烟总人数增加的影响,关于丙烯醛如何危害人体健康的文章数量增加了三倍。我们还可能从食物中摄入丙烯醛,因为油脂在高温加工过程中氧化会生成丙烯醛,不过通过食物摄入的剂量与吸食香烟相比是很小的。

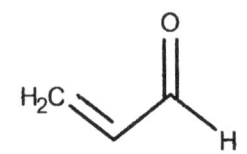

丙烯醛——无色、易挥发、有强烈刺激性气味的液体

丙烯醛是一种主要对黏膜有刺激作用的腐蚀性物质。它具有强烈的催泪性,会刺激眼睛的泪腺,引起流泪。在吸入少量的丙烯醛后,人会感到灼热、眼睛肿胀及喉咙痛,并流泪不止。通常情况下,这些中毒症状会在几天内缓解。如果吸入高浓度的丙烯醛,中毒者会心力衰竭、意识丧失;在摄入超高剂量的情况下,中毒者的呼吸道黏膜还会被烧伤,发生出血和肺水肿,最终死亡。

丙烯醛导致的慢性中毒更为常见,中毒会引起患者的肾功能障碍、

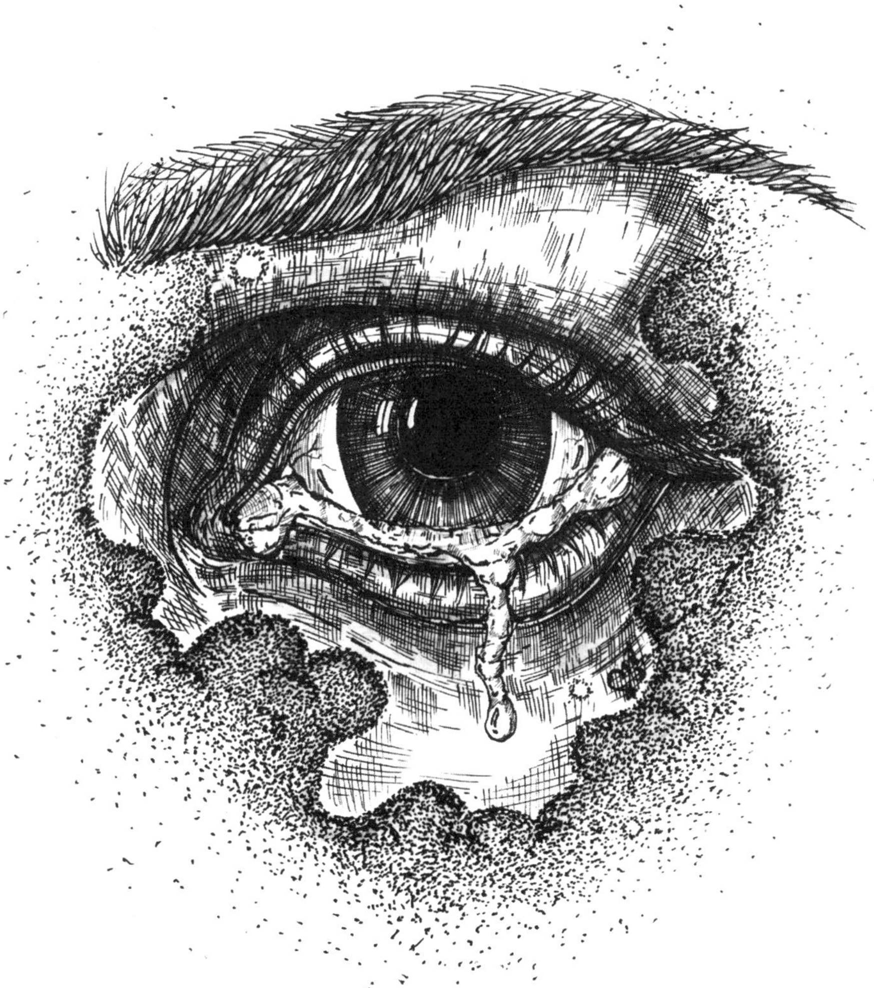

肺部炎症、心脏和肝脏受损，经常被动吸烟也会大大增加支气管哮喘的发病风险。

丙烯醛的危害在于它经常产生且易被人吸入。例如，在烹饪过程中，如油温超过 200℃，油脂会发生热分解并形成丙烯醛，甘油在高温下也会生成丙烯醛。除此之外，烟草烟雾中也含有大量丙烯醛，是人体丙烯醛暴露的主要来源。

光气
Phosgene

光气于 19 世纪初首次合成，但在第一次世界大战期间首次被用于军事目的。当时，在诺贝尔化学奖得主维克多·格林尼亚（Victor Grignard）的带领下，法国化学家们提议将光气作为化学战剂使用。光气是一种无色、强烈窒息性毒气，有腐草味。经实战检验，这种气体在战场上比氯气更有效，因为它没有颜色或鲜明的气味，令敌方难以分辨，且中毒的最初症状在几小时甚至一天后才会出现。也就是说，光气会使人中毒，但士兵们当下仍可以继续进攻，后来才能知道他们是被毒气毒死的。

但历史不会说谎，毒气战的历史数据已经告诉了专家们光气的致死剂量，这也是在人类身上做实验的事实论据。事实证明，人在光气浓度为 2 克 / 立方米的空气中，暴露一分钟即可致死。吸入的浓度越低，中毒潜伏期越长，越有可能对健康造成无法弥补的损害。据统计，因光气死亡的人数远远高于因芥子气死亡的人数。

经过一定时间的潜伏期后，中毒者会初步出现剧烈咳嗽、呼吸急促、脸色发青等症状。由于吸入光气会导致中毒性肺水肿，中毒者实际上难以正常呼吸，表现出气短、咳嗽、痰中带血等症状，血液大量

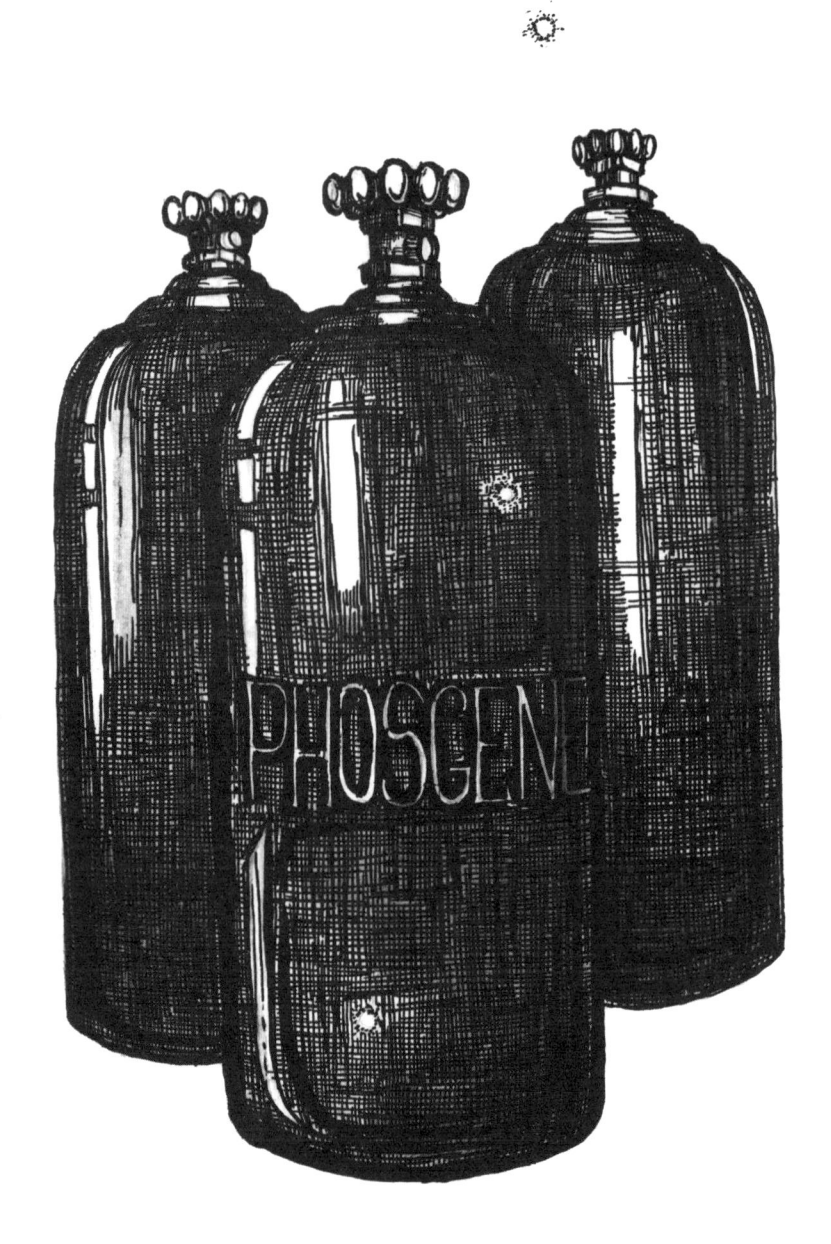

流入肺部，肺部变得更加沉重，光气中毒者肺部的重量是健康成年人肺部的五倍。简言之，人会被自己的血呛得喘不过气来，这是一幕非常惨烈的场景。

第一次世界大战期间，参战国共生产了约 37000 吨光气。战争结束时，各参战国都储备了这种物质，尽管将其再次投入使用的设想极具诱惑力，但禁止使用化学武器的国际公约扼杀了这种念头。

如今，光气的应用已经褪去了严酷的战争色彩，主要用于工业用途，例如，用于生产我们经常使用的 PC 塑料——聚碳酸酯（polycarbonate，PC），或用于制造染料及合成杀虫剂。

芥子气

Mustard gas

芥子气，一种重要的军用毒剂，曾被称作"伊普尔"（Yperite），该名称来源于比利时的伊普尔地区（Ypres）——1917 年，德军在比利时的伊普尔战役中首次大规模使用这种毒气。

纯品芥子气为无色油状液体，具有大蒜或芥末的气味，经过提纯的工业品芥子气呈深褐色。芥子气主要通过气溶胶、液滴和蒸气的形式侵袭人体。芥子气可以通过特殊装置喷洒，也可以通过灌装液体的炮弹投放。因此，这种物质会附着在皮肤、黏膜上或与空气一起进入人体，且芥子气在喷洒数周后仍有活性。

1885 年，俄国著名化学家、世界上第一个活性炭滤毒罐防毒面具的发明者尼古拉·泽林斯基（Nikolay Zelinsky）因芥子气而严重中毒。

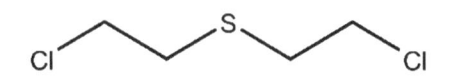

芥子气——成分中含有硫元素和氯元素，具有毒性

芥子气属军用毒剂中的糜烂性毒剂，这意味着它会对皮肤和黏膜产生影响。如果与芥子气产生直接接触，只需几个小时，患者与毒气

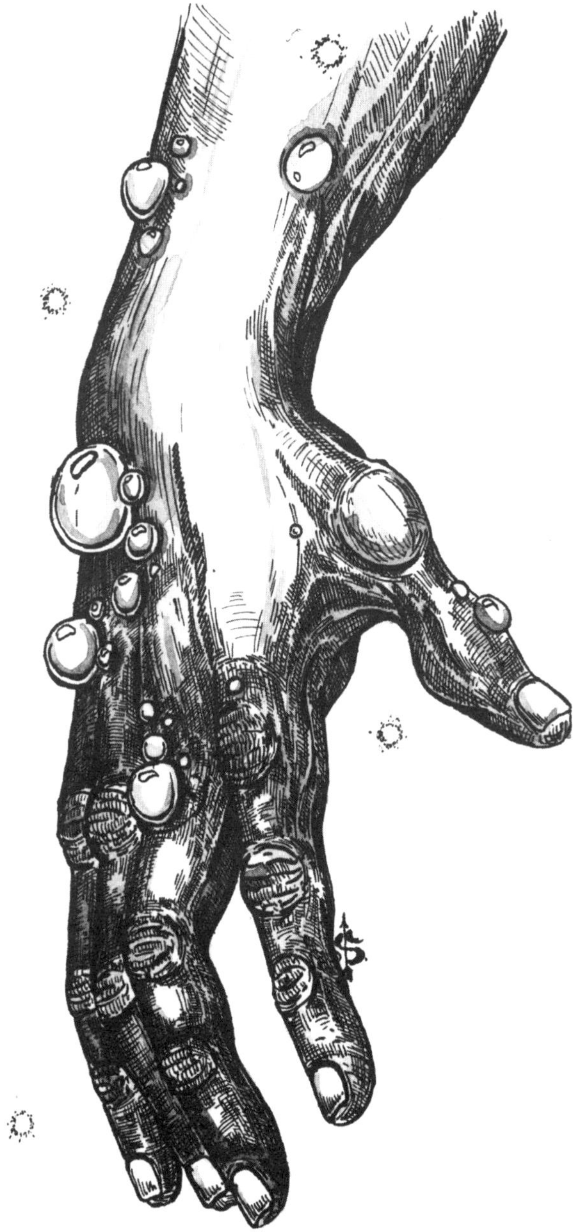

接触的部位就会红肿和瘙痒。24 小时后，患处会形成充满液体的水疱（形似烧伤后的水疱）。当这些水疱破裂时，患处会形成经久不愈的溃疡。芥子气皮肤中毒的致死剂量为 70 毫克/千克。中毒时，眼睛会有进了沙子的异物感，并不自主地流泪。如果芥子气直接滴入眼睛，人就会失明，但其中毒后的影响远不止于此。

芥子气分子能使细胞生物大分子烷基化，尤其会使 DNA 受到破坏，从而抑制细胞分裂，致使皮肤等需要不断更新的组织死亡，这种机制会导致皮肤形成水疱和黏膜病变。DNA 和 RNA 都会发生烷基化，因此芥子气也是一种诱变剂（mutagen）。

吸入芥子气蒸气比皮肤与其接触更危险：芥子气会导致中毒者肺部肿胀、黏膜灼伤，甚至有死亡风险。虽然在毒气战中死于芥子气的人数比例较低，但这种物质会使士兵长时间丧失行动能力，这也是第一次世界大战期间它被积极投入战场的原因。

芥子气（以及其他化学战剂）的使用现已被禁止。1997 年，《禁止化学武器公约》生效后，约 80% 的芥子气库存被销毁。但并非所有国家都严格履行了该义务。据媒体报道，芥子气的最后一次使用距今并不久远。2015 年，国际极端恐怖组织"伊斯兰国"（ISIS）在其作战行动中使用了芥子气。

不过，芥子气也在某种程度上为饱受病痛折磨的人带来了一线生机：肿瘤学家注意到芥子气能够有效抑制肿瘤细胞分裂，并由此开辟了"烷化剂"（alkylation）这一化疗药物品类。可以说，芥子气在某种程度上让人们离打败癌症更近了一步。

路易氏剂

Lewisite

  路易氏剂又被称为"死亡之露",尽管这是一个听起来有点浪漫的名字,但在现实中,路易氏剂留下的灼伤和水疱一点也不浪漫。

  早在 1904 年,比利时裔美国化学家尤利乌斯·纽兰德(Julius Nieuwland)就在博士论文中首次描述了路易氏剂。而"路易氏剂"这个名称则是为了纪念另一位重复其论文实验并分离出这种纯净物质的人——化学家温福德·路易斯(Winford Lewis)。路易氏剂从一开始就被当作一种化学战剂,在第一次世界大战停战前夕,甚至有人计划使用这种物质,幸好这种情况最终并没有发生。

路易氏剂——一种深棕色液体,具有强烈的令人窒息的天竺葵气味。

  芥子气的毒性作用是循序渐进的,路易氏剂则不同,它能让人立即感觉到。路易氏剂能穿透防护服和衣服。一旦沾染到皮肤上,就会

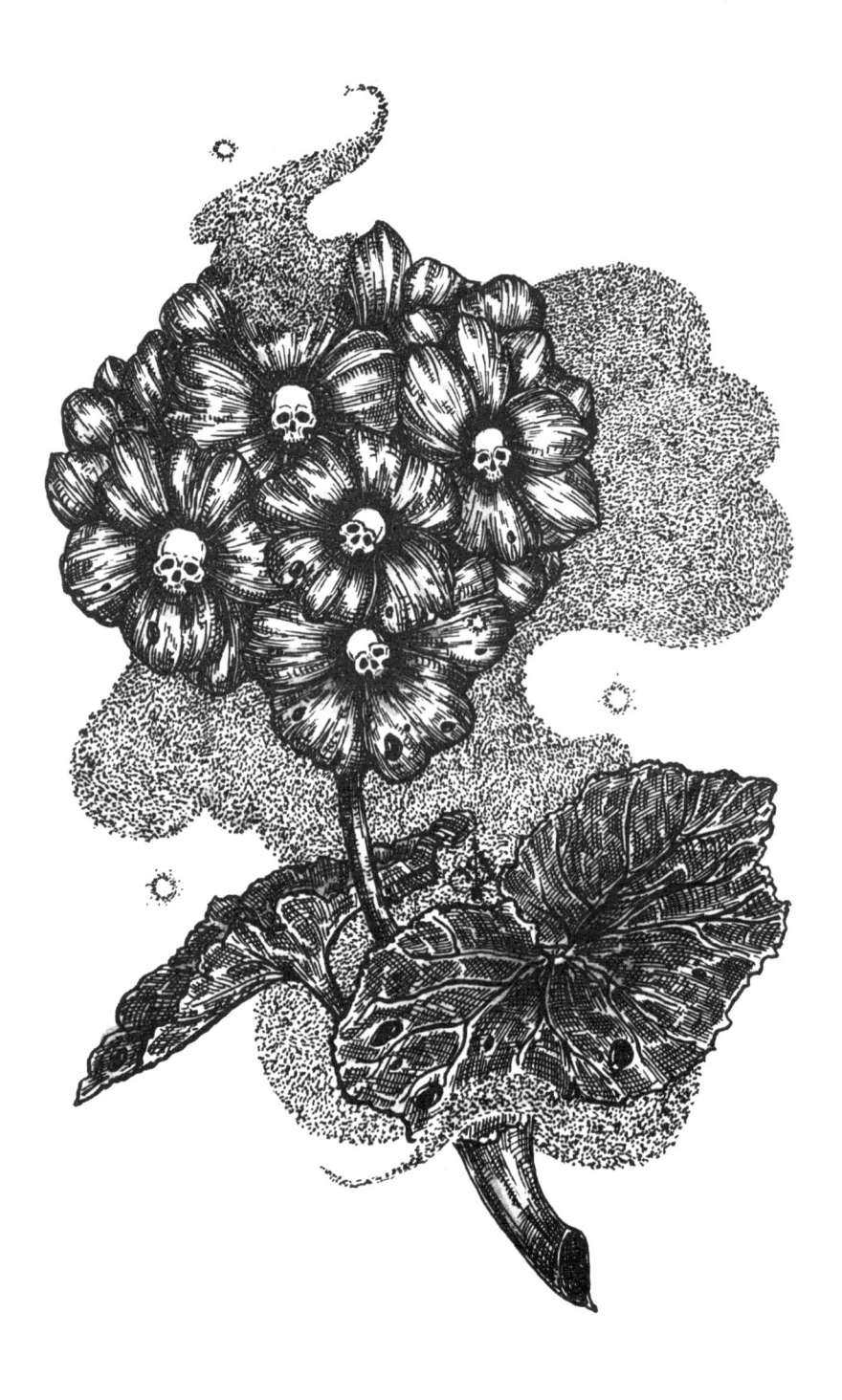

立即产生烧灼、刺痛感。在此期间，路易氏剂会破坏细胞膜。半小时后，患者全身红肿；再过十小时，患者皮肤出现水疱，水疱破裂后会留下溃疡。路易氏剂与皮肤接触的半数致死剂量为 40 毫克 / 千克。

路易氏剂属于一种具有强烈皮肤糜烂毒性的毒剂，除了对皮肤有影响外，它还会毒害整个机体。路易氏剂会抑制酶功能，从而破坏细胞呼吸作用，影响碳水化合物代谢途径，并影响心血管系统、肾脏和肠胃等器官。蒸气形态的路易氏剂同样危险，如果不慎吸入，会影响人的上呼吸道，如果进入眼睛，则会导致人失明。

路易氏剂的毒理机制听来十分可怖，但幸运的是，它并没有被用于战争目的，有关这种物质的一切数据均来自实验室记录。1992 年，联合国大会（United Nations General Assembly）通过了《禁止化学武器公约》，所禁止的化学武器中就包括路易氏剂。

沙林、塔崩、维埃克斯与诺维乔克
Sarin、Tabun、VX、Novichok

起初，这些化学物质的投产并非出于任何不良目的，人们多将其作为杀虫剂或作物保护剂使用，但对它们的利用最后往往偏离了预期。

20世纪30年代，为了制造威力更大的杀虫剂，德国科学家提取了一组含磷物质——沙林、塔崩、梭曼（soman）和环沙林（cyclosarin），它们被称为"G类毒剂"（G指德国）。但它们并未被当作农用助剂使用，相反，它们成了第一批战争神经毒剂，为其他化学战剂的投产使用奠定了基础。在它们之后，陆续出现了代号"维埃克斯"与"诺维乔克"的毒剂。

虽然G类毒剂迅速成为德意志第三帝国（即纳粹德国）当时的战备武器，但这些物质在第二次世界大战期间并未投入使用。过去的经验表明，化学战剂的使用缺乏通用性，且使用起来很困难。

所有G类毒剂的成分中都含有磷。

沙林和塔崩在纯净状态下都是有毒的液体，但它们很容易挥发，变成毒性更强的气体。在气体状态下，这些物质会更快地作用于人体；但如果这些液体与人的皮肤产生接触，也会致命。

沙林（左）和塔崩（右）

　　沙林的吸入毒性半数致死浓度约为 0.09 毫克／立方米，吸入几分钟后即可致死，皮肤接触毒性半数致死量为 28 毫克／千克。

　　塔崩的毒性也与其相当：吸入浓度约为 0.4 毫克／立方米的塔崩，一到两分钟后即可致死，皮肤接触毒性半数致死量为 14 毫克／千克。

　　沙林、塔崩和其他 G 类毒剂会影响神经冲动的传递。我们之前谈论过乙酰胆碱的作用机理，它可以实现神经末梢和肌肉细胞之间的信号传递，当乙酰胆碱位于神经纤维末梢和可兴奋细胞之间时，信号传导正在进行。当信号传导需要停止时，乙酰胆碱会被一种特殊的酶——乙酰胆碱酯酶（acetylcholinesterase）破坏。此时，信号就消失了。

　　沙林和塔崩（以及同类化学战剂）抑制了乙酰胆碱酯酶的作用，但乙酰胆碱并没有被破坏，它继续向肌肉传递信号。其外在表现为引起患者抽搐、瞳孔收缩（视力下降）、过度兴奋、流涎、心脏功能障碍甚至瘫痪。这类毒物的致死率很高，会导致患者呼吸停止。它们不像氯气或芥子气那样在几小时内发挥毒性作用，而是可以立即致人死亡。但如果迅速展开治疗，中毒者还有希望获救。幸运的是，及早服用解毒剂——阿托品可以挽救中毒者的性命。

　　1995 年，东京地铁遭到恐怖袭击。在上班高峰期，恐怖分子向

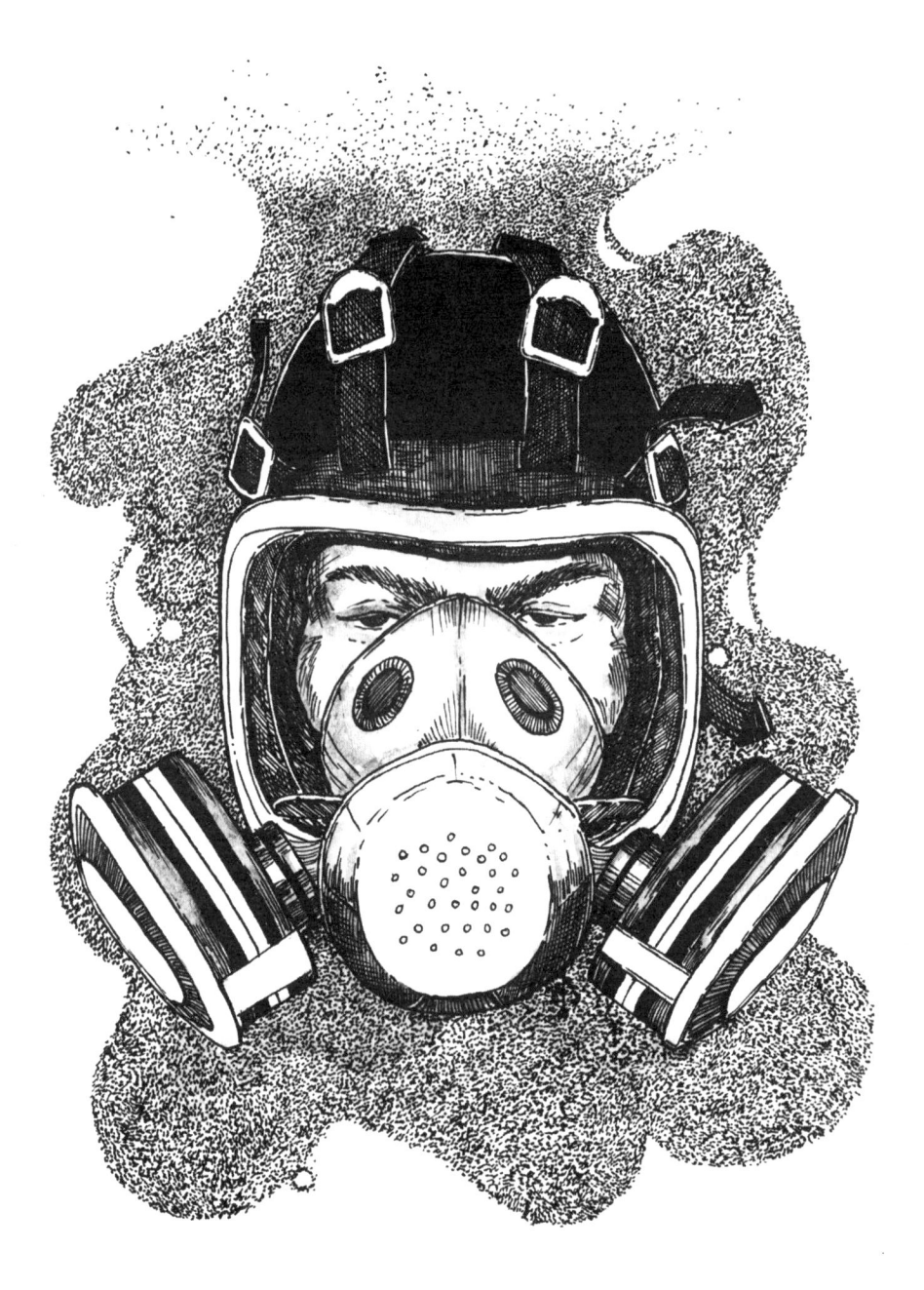

地铁列车投放了沙林毒气，此次事件导致 10 余人死亡，6000 余人受伤。在 20 世纪 80 年代的两伊战争（Iran-Iraq War）期间，神经性毒剂也被广泛使用。1988 年，伊拉克库尔德人聚居区发生了一起化学袭击事件，这一天被称为"血腥星期五"，这次化学袭击造成 3000 ~ 5000 人死亡。医学调查显示，袭击制造者使用了芥子气和一种神经毒剂的混合物，这种混合物可能是塔崩、沙林或维埃克斯"气体"。

其实，维埃克斯并非气体，而是一种油状液体，称其为气体并不完全准确。维埃克斯可以蒸发成蒸气，但其活性略低于沙林。因此，它可以作为气雾剂或喷洒使用。它在环境中的持久性更强，可存在数周，在冬季甚至可持续存在数月。

维埃克斯只是 V 类神经毒剂中的一种，V 类毒剂早在 20 世纪 50 年代就已问世，从一开始就被定义为有毒物质。它们的毒性作用原理与塔崩或沙林相同。V 类毒剂与乙酰胆碱酯酶的结合力更强，这意味着中毒后的治疗难度更大。

维埃克斯也含有一个磷原子

维埃克斯可通过气溶胶传播，被吸入人体，也能通过皮肤、黏膜进入人体。为研究静脉注射该物质时的致死剂量，美国甚至进行了一次自愿人体实验。但由于实验对象立即发病，实验不得不就此终止。

G 类毒剂由德国开发，V 类毒剂由多个国家开发，俄罗斯也有由其开发的神经毒剂，代号为"诺维乔克"[1]。

诺维乔克是从 20 世纪 70 年代开始开发的，其开发目的主要是作为其他国家所拥有的化学战剂的替代品。

总的来说，诺维乔克系列毒剂的共同特点是分子中含有氟和磷。例如，下图是诺维乔克 A-234 的近似分子式。是的，它们是不同的。有关诺维乔克的信息尚未完全解密，因此，该物质的分子式存在多种变体。

据诺维乔克的研制者称，这种毒剂属于持久性毒剂，可在环境中留存多年，它对生物体的影响与沙林毒气相同。

诺维乔克 A-232

诺维乔克 A-234

---

1 有一种说法认为，"诺维乔克"这个名字取自英文"now we choke"，可直译为"现在我们难以呼吸"。——作者注

由于使用诺维乔克而引发的一系列中毒事件，诺维乔克现在被人们频繁提及。其中，最有名的是"斯克里帕尔中毒事件"（Poisoning of Sergei and Yulia Skripal）。前"格鲁乌"（GRU，俄罗斯军事情报总局的简称）军官谢尔盖·斯克里帕尔（Sergei Skripal）和他的女儿尤利娅（Yulia）于 2018 年中毒，据称，导致他们中毒的正是诺维乔克 A-234。斯克里帕尔父女中毒几个月后，两名据说接触过同种有毒物质的人因相同症状住院，其中一名患者已死亡。

俄罗斯政治人物阿列克谢·纳瓦尔尼（Alexei Navalny）于 2020 年在飞机上中毒，由于飞机紧急迫降和医生的及时干预，他活了下来。医学专家认为，他是被诺维乔克类毒剂的其中一种毒害的。

现今，在签署了《禁止化学武器公约》的国家中，所有 V 类和 G 类毒剂的库存都已尽数销毁。但那些拒绝签署该条约的国家仍储备了这些毒剂。

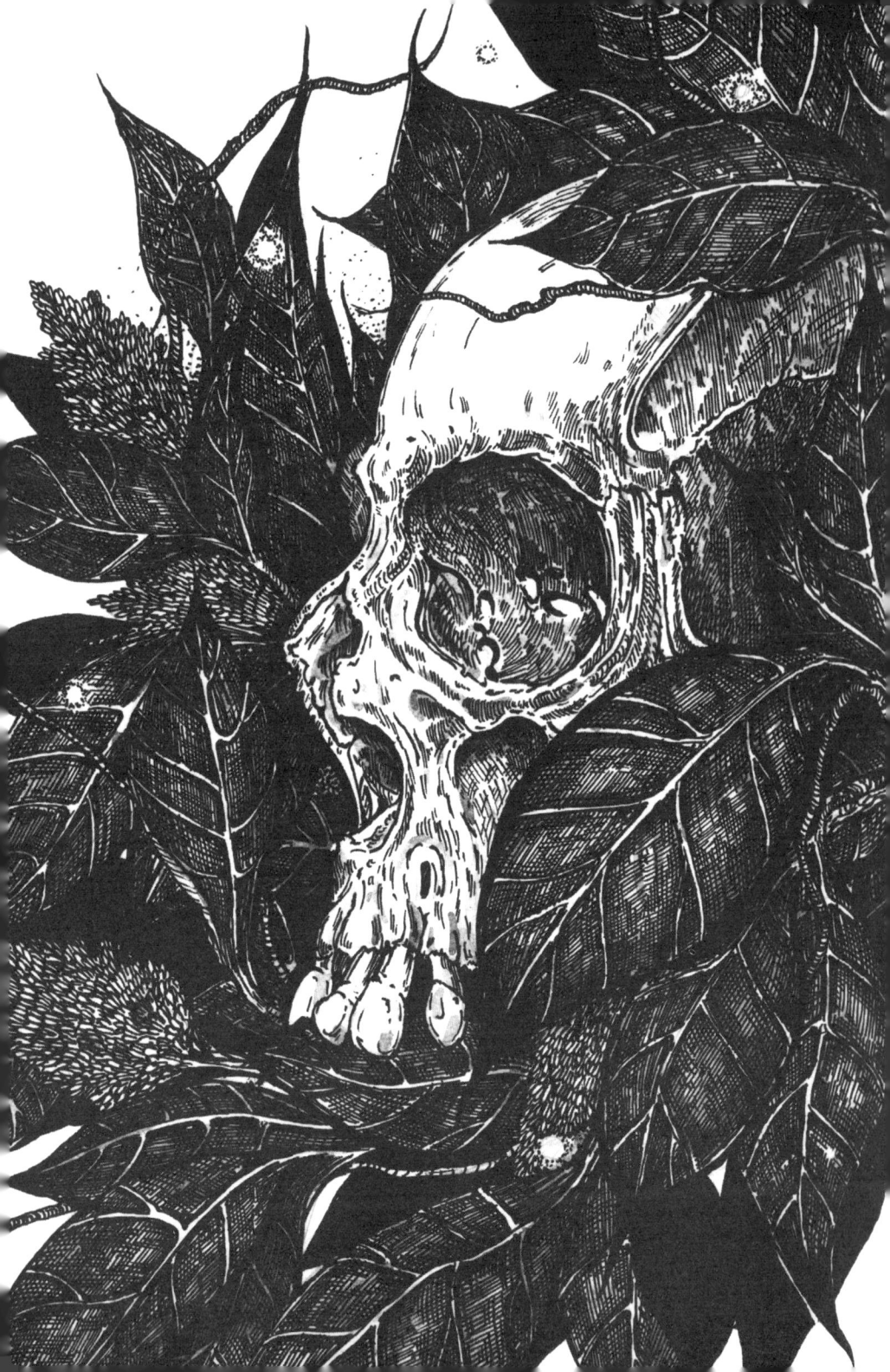

结　语

万物皆毒，剂量是决定毒性的关键。

——帕拉塞尔苏斯（Paracelsus）

我们身边几乎所有的东西都是危险的，都可能致命。因为任何物质只要达到一定剂量，就会变成致命的毒药。尽管我们想把世界片面地以好与坏、有毒与有益来划分，但现实情况往往要复杂得多。

有时，任何一种剂量的毒药都会无条件地置我们于死地；有时，毒药中所含的某种特殊物质又会成为我们期盼已久的解药。

不管我们愿意与否，这些毒物一直存在于我们身边，而且将永远存在。因此，我们每个人都应该了解自己接触到了什么。

毒理学的存在不仅仅是为了描述毒物对生物体的毒性作用机制，只有了解了其中的过程，我们才有可能研制解毒药物、提供适当的医疗救治方案以及挽救生命。

在本书中，我向大家介绍了一些最常见的有毒物质以及它们的中毒机制和分布地区。当然，这只是其中的一小部分，还有更多的有毒物质没有在本书中出现，但我的目标并不是把它们一一列举出来。我写这本书是为了告诉人们，我们身边有哪些隐藏的和显而易见的生命威胁，也是为了让人们的视野更开阔，让我们的生活更安全。

愿各位保重身体，健康永驻！

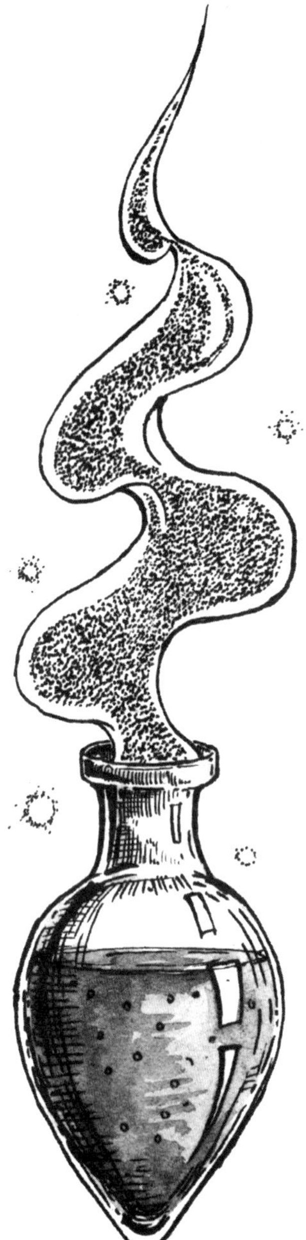

致　谢

如果这本书能够出现在你手中，那么意味着我成功了。

写作此书对我来说是一个工程量巨大的个人项目，因为我既是文本的撰写者又是插图作者。老实说，完成这一切十分困难。如果没有获得足够的支持，我可能早就放弃了。所以，现在是时候向促成这本书的人们道声感谢了。

我第一次提出关于这本书的构想时，得到了几十个人的支持和最温暖的祝福。有的人非常信任我和这本书，甚至愿意为它的出版投入资金。我没有想到，一本关于有毒物质的书会引起人们如此大的兴趣。因此，十分感谢在我写作和绘制本书插图期间向我表达善意的每一个人。

我很感谢叶卡捷琳娜·希罗科娃——我善良、聪明又极富幽默感的朋友。我们之间的友谊是我在化学系学习期间收获的珍贵礼物。卡佳[1]在本书创作的各个阶段都给予了我帮助：从化学公式到令人啧啧称奇的各个中毒事件，再到文本校勘工作……正是我和卡佳展开的"头脑风暴"，让我们得到了"白喉杆菌"部分的绘图灵感。当我陷入困境没有精力写作时，她会讲笑话逗我开心，让我摆脱忧郁的心境。

---

[1] 叶卡捷琳娜的昵称。——译者注

我要感谢我的家人，感谢我的大家庭，其中尤其要感谢我的父亲。我打算写书是最令他兴奋的事，几乎每天他都会问："书写得怎么样了？还剩多少？"我曾对父亲说，他不会喜欢这本书的，因为里面充斥着许多关于痛苦、死亡和毒药的内容。但他说："这是你写的书，我一定会喜欢的。"谢谢你，爸爸，感谢你为我做的一切。

感谢德米特里·巴斯特拉科夫——一位从一开始就支持我的写书想法、并在之后帮助我进行校订工作的亲密朋友。季马[1]总是和蔼而有耐心，当他目睹我作为一个新作者犯下诸多失误时，并不会翻白眼，而是在我需要的时候给予我宽慰和拥抱。

感谢我的朋友维克多·列别杰夫，他是一位才华横溢的讲师，也是一名精神病学家。正是他让我萌生了写书的念头。作为一名讲师，维克多帮助我成长，为我指点迷津。在编写这本书的过程中，他为我梳理了生物学的相关知识，并帮助我进行校对。

感谢安德烈·尼基京，他帮助我校对了文本，使文本更加晓畅通顺。

感谢尼基塔·卢金斯基，他就如何使本书在版式和设计方面更加完美提出了最宝贵的建议。

感谢格奥尔基·库拉金——科学编辑、有医学背景的生物信息学家、生物学科普者及"生物分子"网站（biomolecula.ru）的文章作者，感谢他在本书校对过程中一丝不苟的工作态度。

---

[1] 德米特里的昵称。——译者注